질적 연구방법 총서 7

UNDERSTANDING ETHNOGRAPHIC TEXTS

문화기술적 텍스트의 이해

지 음 **PAUL ATKINSON** · University of Wales College of Cardiff

옮 김 대한질적연구간호학회 : 최경숙 · 한혜자 · 권성복 · 이명선

군자출판사

문화기술적 텍스트의 이해 - 질적 연구방법 총서 7

UNDERSTANDING ETHNOGRAPHIC TEXTS

첫째판 1쇄 인쇄 | 2007년 1월 29일
첫째판 1쇄 발행 | 2007년 2월 10일

지 은 이 PAUL AKTINSON
옮 긴 이 대한질적연구간호학회 : 최경숙 · 한혜자 · 권성복 · 이명선
발 행 인 장주연
내지 · 표지 고경선
발 행 처 군자출판사
등 록 제 4-139호(1991. 6. 24)

본 사 (110-717) 서울특별시 종로구 인의동 112-1 동원회관 BD 3층
Tel. (02) 762-9194/5 Fax. (02) 764-0209
대구지점 Tel. (053) 428-2748 Fax. (053) 428-2749
부산지점 Tel. (051) 893-8989 Fax. (051) 893-8986

www.koonja.co.kr

* 파본은 교환하여 드립니다.
* 검인은 저자와의 합의 하에 생략합니다.

ISBN 89-7089-839-5
ISBN 978-89-7089-839-1

정가 10,000원

편집인의 소개글

현장 작업에 기초한 연구가 글로 쓰여 질 수 있는 다양한 방법들이 최근 빠르게 생겨나고 있다. 알기 쉽게 표현하는 문화기술적 사실주의의 정직한 버전들은 다른 형태의 *새로운 문화기술지(Nouveau Ethnography)와* 경쟁하고 있다. 새로운 문화기술지로는 고백적인 1인칭 진술이나 대화체적 이인칭 만남, 까다로운 지식인의 문화 비평이나 최신식의 저속한 종류, 아주 먼 지역으로부터의 여행 기록이나 동네 술집으로부터의 기록, 그리고 국지적인 일상의 행위를 공들여 설명해 놓은 형식적이고 야심 찬 분석적 글 등이 이에 속한다. 이는 문화기술자가 새로운 방식으로 기술하고 있다는 사실을 반영한다. 그러나 이러한 발표 양식의 혼합에 대한 색다른 사실은, 작업이 수행된 장소와는 상관없이, 예를 들면 보호시설이거나 파리의 하수구이거나에 관계없이, 전통적이거나 새로운 경향의 텍스트들 모두 아직도 자신의 빈약하거나 혹은 강력한 진실의 주장들을 구식의 문화기술적 전통에 의존한다는 것이다. 즉 "그곳 현장에 있어 왔다"는 사실로서 자기가 기술한 것이 맞다는 보증을 받게 된다.

Paul Atkinson은 질적 연구 방법에 관한 Sage 시리즈의 25번째 책에서 이러한 보증이 어떻게 이루어지는지를 논하고 있다. 이 책은 견고한 문화기술지를 구성하기 위한 매뉴얼을 제공하고자 하는 것이 아니라, 문화기술적 작업이 작동하도록 나타나는 다양한 방법들을 정돈하여 정밀하게 조사해보고자 하는 것이다. 그의 방법은 어떠한 문학적 관습들이 문화기술적 묘사의 어떤 종류에 접목되는지를 밝히는 것이다. 이러한 관례들은 인정할만한 양식이나 장르를 생산하는데, 이들 각각은 장단점을 지니고 있다. 그러나 모든 양식을 다 다룬다는 것은 패러독스이다. 진술이 읽기 쉬울수록 묘사하고자 하는 집단의 사람들에게는 덜 신뢰할만한 것이 된다 (그리고 물론 그 반대이기도 하다).

문화기술자는 분명히 자신의 논문이 독자들에게 읽혀지기를 바라지만, 얼마만큼의 충실성을 담보로 해야만 하는가? 이는 합리적인 거래나 협상의 문제가 아니다. 모든 문화기술자가 자신의 문화기술지를 널리 읽히도록 만들것인지, 아니면 특별하게 충실성은 담았지만 읽혀지지는 않을 문화기술지를(적절히 말하자면 문화기술지가 전혀 아닌) 만들지와 연관된 문학적 관습들을 다룰 수 없다는 것은 확실하다. 이 단행본에서의 명확한 핵심은 일정한 양식은 저자와 독자, 그리고 쓰여 지는 것에 대하여 특별한 진리와 결과를 확보해준다는 것이다. 그리하여 Paul Atkinson이 여기에서 우리에게 가르치고자 하는 것은 어떻게 글쓰기 방식을 선택할 것인가가 아니라, 상당히 기술적이고 도덕적이고 의식적인 방식에서 그러한 선택이 함축하는 바를 일깨우고자 하는 것이다.

---- John Van Maanen
Peter K. Manning
Marc L. Miller

PREFACE

저 자 서 문

이 책에서 나타내는 견해들은 Edinburgh, Stirling, Davis, 그리고 Cardiff에서 여러 해 동안 학생 및 동료들과 함께 문화기술적 연구 방법을 가르치고 논의하면서 생겨났다. 그 기간 동안 나는 친구이자 동료인 Sara Delamont의 꾸준한 노력뿐 아니라 우정과 협동심으로 인해 큰 도움을 받았다.

이 책을 준비하는데 있어서 편집을 도와준 John Van Maanen과 Peter Manning에게 감사하며 Sage 출판사의 Mitch Allen에게도 감사한다. 이 책의 워드 작업은 Pauline Donovan, Elizabeth Renton, 그리고 Irene Williams의 도움을 받았다.

역 자 서 문

문화기술적 방법으로 연구를 수행해 본 학자라면 누구나 문화기술적 글쓰기의 어려움을 경험했을 것이다. 참여자의 주관적 경험을 파악하기 위하여 그들의 행동을 관찰하고 진술을 기록하고 그 텍스트를 이해하고 분석하여 설명하며 또 해석한다는 것이 결코 쉽지 않기 때문이다. 이 책은 이러한 문제의 이해를 돕기 위한 전반적인 설명을 제공하고 있다.

이 책은 Sage의 질적 연구 방법 시리즈 중에서 25번째 단행본으로서 저자인 Paul Atkinson은 문화기술적 텍스트에 관해 어떻게 사고해야 하는가에 관해 논의하고 있다. 저자는 "문화기술지"와 "작가"와 "현장" 간의 삼각관계 내에서 문화기술지를 설명하면서, 동시에 글쓰기와 읽기는 서로 동떨어진 것이 아님을 강조한다. 보다 구체적으로는 "현장 노트"가 텍스트적 관습에 의해 어떻게 구성되며, 언어로 나타난 사회적 행위를 필사하여 기록하는 것은 과연 어떤 것을 의미하는지에 대한 심층적인 논의를 제공한다. 그러면서 현장 연구자는 완벽한 기록이란 있을 수 없고, 기록을 할 때에도 완전히 중립적인 매체가 존재하지 않음을 인식해야 한다고 강조한다. 이어서 우리가 흔히 무의식적으로 간과하고 있는 필사 관례와 관련된 수많은 이슈들, 그리고 사실주의적 글쓰기에서 더 나아가 포스트모던 글쓰기에 이르는 다양한 장르를 예시와 함께 제시하고 있다.

결국 저자는 인간 과학을 탐구하는 학자들은 자신의 글쓰기에 더 이상 무관심할 수만은 없으며, 텍스트는 모두가 관습적임을 인식해야 한다고 강조한다. 그리고 읽기란 수동적인 것이 아니라 적극적인 추구 행위임을 강조하는데, 즉 독자는 단어들로 기술된 텍스트보다 더욱 많은 것들을 읽어내면서 텍스트를 이해하고 있음을 밝히고 있다. 그리하여 연구자가 만들어낸 의미란 고정적인 것이 아니며 화자와 청자, 혹은 독자와 텍스트 간의 상호작용에서 과정적으로 나타난다고 강조한다.

문화기술적 텍스트에 관한 이 책은, 연구자가 연구 결과를 어떻게 생성해 내며, 또한 독자는 문화기술지를 어떻게 읽어야만 하는가에 대한 모두를 포괄하고 있다. 그리하여 이 책은 문화기술적 글쓰기에서의 어려움과 의문점을 해결하는데 매우 유익하리라 생각한다. 이 책을 통하여 글쓰기, 읽기, 그리고 문화기술지에 대한 심층적인 이해를 더함으로써 보다 양질의 연구 결과를 생산해 낼 수 있기를 기대한다.

끝으로 이 책의 출판을 위해 적극적으로 도와주신 군자출판사 사장님과 편집부에 진심으로 감사를 드린다.

2007년 1월

역자 일동

목 차

편집인의 소개글

저자 서문

역자 서문

1. 서론 1

2. 텍스트로서의 현장(現場) 9

3. 기록 18

4. 필사 26

5. 장르 34

6. 대안들 44

7. 결론 59

참고문헌 61

저자 소개 66

역자 소개 67

문화기술적 텍스트의 이해

PAUL ATKINSON · University of Wales College of Cardiff

1. 서론

이 단행본은 문화기술지(ethnography)와 관련된 전략과 과정을 모두 검토하고 개괄하려고 하는 것이 아니다. 급격하게 증가하고 있는 이 주제에 관한 지식을 여기에서 자세히 검토하기에는 지나치게 방대하기도 하지만 다른 사람들이 이 작업을 이미 많이 수행한 바 있기 때문이기도 하다.(1)

이 책은 "문화기술지 쓰기"에 관한 것만은 아니다. 이 책의 주제는 여러 측면에서 보았을 때 문화기술지의 *읽기*와 같다. 혹은 오히려 문화기술적 텍스트의 생산과 이해력을 안내하는 읽기의 과정과도 같다. 더욱 정확하게 말하자면, 이 책의 초점은 "문화기술지"를 도출하는 읽기와 글쓰기 사이의 복합적인 교차점에 두고 있다. 여기에서 설명하는 관점들은 이미 발표된 나의 책(Atkinson, 1990)에서 도출되어 발전된 것이지만, 그렇다고 그것을 여기에서 그대로 되풀이하고자 하는 것은 아니다. 이 두 권의 책에서는 물론 각각 반드시 다루어야 할 측면들을 다루고 있으며, 두 책 모두 일관성 있는 접근을 보여주고 있다. 이 전의 책에서는 문화기술적 텍스트의 수사로 된 몇 가지 광범위한 주제들을 개괄하였다. 여기에서는 문화기술지의 읽기와 글쓰기에 관한 더욱 구체적인 주제들과 사회현상에 대한 텍스트적 묘사들을 논제로 삼고자 한다.

이 책 속에 들어있는 특정 주제는 사회생활의 복합성과 묘사 양식간의 팽팽한 긴장 관계로, 이 묘사 양식이란 전통적으로 문화기술지를 생산하는 연구자와 이를 읽는 독자들이 이용하여 왔다. 문화기술지의 읽기와 글쓰기 작업은 "문학적" 기법들에 근간을 두고 있다. 우리는 전통적으로 텍스트적 도구, 독특한 장르와 스타일, 특징적인 수사 혹은 대화의 형태, 대화와 행위를 보고하는 전통을 통해서 세계를 이해하여 왔다. 각 전통은 주제 내용을 다소 "읽기 쉽게" 한다. 읽기 쉽게 하기 위한 장치들은 사회세계를 특정하게 묘사함으로써 특정한 버전을 만든다. 문화기술자는 자신뿐만 아니라 독자를 위해서도 현상을 제대로 이해할 수 있도록 어떤 형식을 부과하게 된다. 이와 마찬가지로 독자는 암묵적으로 문화기술지의 주제를 "파악하기" 위해서 "문학적" 전통을 이용한다. 그러므로 문화기술지의 "읽기" 혹은 글쓰기에만 오로지 초점을 맞추어 다른 한 가지를 배제하는 것은 잘못된 것이다. 사실상 그렇게 하는 것은 오도된 것이다. 저자의 죽음을 선언하는 일부 독단적인 견해에서는 읽기와 이해만을 중시하는데, 이는 중요한 통찰을 잘못된 극단으로 몰고 가는 것이다. 텍스트는 항상 저자와 독자의 두 가지 과정을 함축하고 있다. 즉 저자는 글을 쓰는 사람이자 동시에 독자이다. 문화기술자는 단지 쓰기만 하는 자가 아니라 자신과 타인의 연구를 읽는 독자이기도 하다.

문화기술자가 글을 쓸 때에는 독자의 경험과 역량의 배경에 대비한다. 문화기술자는 픽션과 논픽션 등 일반적 지식의 텍스트뿐만 아니라, 출판되어 나온 다른 문화기술지들의 모델들도 이용한다. 이와 마찬가지로, 문화기술지를 읽는 사람은 일반적인 지식에서 나온 기대와 가정들의 배경에 기대어 읽게 된다. 사실상 우리가 "사회학" 혹은 "인류학" 분야라고 이해하는 것은 대부분 방대한 수와 관련된 텍스트와 텍스트 간의 연계로 구성되어 있다. 우리는 어떻게 그러한 텍스트가 쓰여지고 읽혀지는가를 참고하여, 그 학문 분야 내에서 그리고 그 분야를 초월하여 다른 전통이나 학파, 그리고 경향들을 인식할 수 있다.

만일 우리가 의미있는 사회생활이 언어를 사용함으로써 생산되고 재생산된다는 사실을 인식한다면, 언어가 사회생활을 묘사하는 방식의 구성 요소가 된다는 사실 또한 인정해야만 한다. 이것은 문화기술자에게 특별한 힘이 된다. 일상을 이해하는 방법과 문화기술적 탐구 방법 사이에는 직접적인 유사성이 있다. 우리는 보고 듣고 묻는다. 우리는 생각을 하고 이를 시도하려고 한다. 우리는 때로 거기 가담하고 때로는 주춤거리며 뒤로 물러서서 관찰하기도 한다. 탐구와 그 주제의 차이는 연구자가 채택하는 태도에 달려있다. 문화기술자에게 있어서 연구 절차는 *자의식적으로 길러진(grown self-conscious)* (Hammersley & Atkinson, 1983) 평범하고 실제적인 이해의 방식이다. 이와 똑같은 방식에서, 문화기술자는 일상적인 설명, 즉 내러티브, 기술, 은유, 비유, 그리고 사례들과 같은 방식을 이용하여 책이나 논문, 혹은 각 장의 주제가 되는 사회세계를 재구성한다. 그러므로 읽기와 글쓰기도 이와 똑같이 비판적 반성의 대상이 될 필요가 있다. 이들도 역시 연구자의 의식 속으로 끌어 들여야 한다는 것이다(Atkinson, 1991; Hammersley, 1991).

학자는 저자이자 독자라는 인식과 학문 분야는 각자 자신의 문체적 관례를 갖춘 텍스트의 장르라는 인식은 어쩌면 학자의 "권위"에 먹칠하는 것처럼 느껴질는지 모른다. 전문가의 진술과 일상적 진술 사이에 원칙적으로 차이가 없을지도 모른다는 사실은, 일부 관찰자에게는 학문에 대한 위협으로 보일 수 있다. 즉 저자는 자신의 권위를 상실하고 학문은 신뢰를 상실하고 학문 간의 영역은 불분명하게 되어, 결국 기본이 흔들리게 된다고 생각할 수 있다. 학술적이고 과학적인 담론에 대하여 뒤떨어진 구식의 경직된 관점에 집착하는 사람들에게는, 자신들의 학문 활동에 대한 이러한 자의식적 인식(self-conscious awareness)은 위협이 될 수 있다. 또 다른 종류의 사람들은 텍스트 분석에서 "저자"와 그의 "권위"에 대한 의문을 발견하게 되고, 가끔 아카데미에 대한 극단적인 비평에 접하게 된다. 그러나 이들은 이러한 권위의 상실을 반긴다. "작가의 죽음"이 승인되거나, 아니면 적어도 유일하고 특권적인 이해에 대한 주장의 죽음이 승인되고 있다. 문학적 비평이론은 학술적 텍스트의 암묵적인 합법성에 대항하기 위하여 이용되곤 한다. 비평학에서는 인류학자나 문화기술자가 "그" 문화를 구성해서 전통적인 연구보고서에 포착된 사회세계에 관한 "진실된" 그림을 그려낼 수 있는 능력을 당연히 갖고 있다는 것에 대해 의문을 갖는다. 이러한 접근으로 인해 확실성의 상실이 초래되는 위협이 따른다. 전통적인 문화기술적 텍스트의 이러한 자신과잉은 이제 학문적 글쓰기에 대한 더욱 개방적이고 추론적인 접근으로 대치되고 있다(cf. Van Maanen, 1988).

이 책에서 채택한 입장은 위에서 설명한 두 가지 극단적인 입장과는 사뭇 다르다. 문화기술지에서의 읽기와 글쓰기에 대한 방법은 전적으로 관례적이고 의도된 것으로서, 사회적-과학적 텍스트를 픽션 형태를 포함하는 다양한 문학적 형태와 동일한 전통에 근거한 관점에서 인정하게 될 것이다. 그렇다고 이 점에 관해 불안해 할 이유는 없을 것이다. "과학"과의 유사점과 차이점들의 대부분은 전적으로 잘못 인도되고 있다. 첫째, 자연과학 텍스트는 다른 것들처럼 수사학적이다(e.g., Bazerman, 1988; Myers, 1990). 둘째, 모든 인간 탐구와 이에 대한 보고는 기본적으로 같다라고 하는 인식이 허

무주의나 학문적 표준을 상실하게 만드는 비법이 되지는 않는다. 예를 들면, 비평가와 회의론자들은 문화기술자의 업적이 다른 작가들의 업적과 너무나 비슷하다고 말할지도 모른다. "당신의 작업은 저널리즘과 어떻게 다르죠?" 라는 도전을 받게 되곤 한다. 연구자는 이러한 암시적인 비난에 대해 흥분하기보다는, 문화기술자와 저널리스트는 서로 공통점을 지니고 있으며, 훌륭한 업적은 두 전문직 모두에서 유사한 기준에 의해 인정된다는 것을 보다 충분히 인지하게 될 것이다. 그러한 인정은 출처와 증거에 대한 체계적인 검토와 윤리적이고 양심적으로 수행되어 조리 있게 씌어진 텍스트를 통해서 독자에게 전달되는 치밀한 연구에 기초하고 있다. (최악의 문화기술지와 최악의 저널리즘도 모두 다 유사한 부정적인 특성을 지닌다.) 문화기술지의 "문학적" 특성의 많은 부분이 픽션을 포함한 다른 장르와 공유한다는 사실로 인해 직접적인 위협을 받을 필요는 없다. 사회와 문화에 관한 학문을 포함하여 "문학"과 "과학" 사이에는 복잡한 역사적인 관계가 존재한다(Lepenies, 1988). 저술에서 나타나는 "픽션"과 "사실적" 모드 사이에 피할 수 없는 밀접한 관계는 학문적 작업이 쓸모없다는 것을 의미하는 것이 아니다. 또한 문학과 과학의 두 분야를 분리하는 것이 학문적 저작의 읽기와 글쓰기에 있어서의 미학적 기준의 중요성을 부정하는 것도 아니다.

이 책은 질적 연구 방법에 관한 개론서가 결코 아니다. 이미 이런 종류의 매뉴얼은 많이 나와 있고, 연구 과정에 대한 많은 중요한 측면들이 이러한 문헌에서 다루어지고 있다. 그러나 기존의 문헌에서 잘 다루어지지 않은 주제들이 있다. 특히 문화기술지의 많은 측면이 아직도 잘 기술되어 있지 있다. 다른 곳에서 기술한 바와 같이 (Atkinson, 1990), 연구자가 전반적인 연구 과정을 진행해 나갈수록, 사용 가능한 방법론적이고 실제적인 충고는 오히려 더욱 적어진다는 것은 일반적인 사실이다. 결과적으로, 복잡하고 혼돈스럽게 배열된 "자료"가 문어적 설명으로 변형되는 과정을 당연한 것으로 여기게 된다. 미숙한 문화기술자는 그러한 작업 행위에서 맞닥뜨리게 되는 문제들이 단순히 개인적 실패를 반영한다는 생각에서 관대해질 수 있다. 연구의 초기 과정도 수수께끼와 같다. 대부분의 문화기술적 방법에 관한 교과서들은 일단 암묵적으로 연구 현장에서부터 시작하고, 그 다음에 일반적인 접근에 대해 알려준다. 연구에 대한 "과거력"은 거의 항상 보이지 않는다. 그러나 연구의 후반부와 초기의 형성 단계 모두 읽기와 글쓰기에 관한 일이다. 읽기는 초반부에서 대개 중요한 작업이다. 문화기술자는 책들로부터 요점들을 추려낼 뿐만 아니라 (아마도 문헌고찰을 위한 자료로서), 그 양식과 스타일도 암묵적으로 배우게 된다. 문화기술자 개인이 장르에 대한 감각을 얻고 자신의 연구 수행을 위한 모델과 접하는 것은 대부분 문화기술지를 읽는 것에서부터 비롯된다. 연구자가 교육 훈련을 통하여 텍스트 생산에 이르는 것처럼, 연구자는 타인의 텍스트를 통하여 학문적으로 사회화된다. 타인의 문화기술지 형태와 스타일은 연구자 자신의 글쓰기뿐만 아니라 현장 연구 과정 자체도 안내한다. 왜냐하면 문화기술적 연구의 수행은 최종 저작 산물에 관해 수용하고 있는 이미지와 기대에 의해 형성되기 때문이다.

문화기술지는 특히 일상적 언어 자원에 의존한다. 문화(ethno)-기술지(graphy)라는 용어 자체가 이를 잘 나타내고 있다. 즉 문화의 기술에 대한 개념을 표현하고 있다. 사회학적 지식을 생산하고 재생산하는 작업은 우리가 저작물을 구성하고 해석하기 위해 사용하는 "문학적" 관습과 텍스트적 장치에 철저하게 의존하게 한다. 문화기술적 프로젝트를 수행하게 되면, 우리는 불가피하게 *글쓰기*(Richardson, 1990b; Wolcott, 1990)와 *읽기*(Hammersely,1991)에 많은 노력을 기울이게 된다. 우리는 문화적 장면과 세팅을 기술하고자 하고 사회적 행위와 사건에 관한 진술문들을 만들고자 하며 신뢰할만한 사회 활동가들이 살아가고 있는 문화를 기술하고자 한다. 문화기술적 논문을 성공적으로 구성하는 것은 학문적으로 성취해야 할 중요한 작업이며(Krieger, 1979, 1983, 1984), 그것을 성취하고자 하는 사람은 이러한 작업이 얼마나 거대하고 어려운가를 실감하게 된다. 그리고 그것에 실패한 사람은 아마 그 변화무쌍함에 대하여 더욱 더 민감해질 것이다. 결국, 사회세계란 하나의 책이나 논문의 형태 내에서 우리에게 그 자태를 저절로 드러내 놓지 않는다. 매일 매주 그리고 매월 우리가 축적하는 자료는 자동적으로 테마와 장으로 조직되어 이해되는 것이 아니다. 우리는 모두 일상생활의 난해한 복잡함을 선형적인 구조로 바꾸려고 노력해야 한다. 즉 1 페이지에서 시작한 논쟁이 논리적 순서에 따라 진행되고, 마지막 페이지에서 끝나는 구조로 만들려고 씨름해야만 한다. 8만개 혹은 그 정도의 단어 내로 문화적 삶을 변형해 넣는 것은 다소 임의적인 어떤 중요한 틀과 제약을 부과함으로써 성취될 수 있는 것이다.

게다가 우리가 취급하는 "자료"는 흔히 그 자체가 텍스트적 산물이다. 대부분의 고전적인 문화기술자들은 텍스트의 생산과 재생산이라는 이중의 과정을 거치게 된다. 우리가 취급하는 자료는 "원(raw)" 자료가 결코 아니다. 그 자료에는 우리가 사회생활에 참여해서 관찰한 매일의 진술을 기술하기 위해서 구성된 텍스트, 즉 "현장 노트"가 포함되어 있다. 그래서 문화기술지를 "기술"하기 이전에, 우리는 이미 "현장"에 관한 관찰과 반영을 기술한 셈이다. 사실상, 현장 작업에 기초하여 보고 된 "현장"은 이미 사전에 주어진 자연적 실체가 아니다. 이는 실제적 교류와 자료 수집, 현장 노트에 관한 문학적 활동, 그리고 분석적 메모 등을 통해 우리가 구성한 것이다. 더욱이 묘사는 원 자료에 대하여 단순히 기계적으로 대조하여 확인하고 보고하는 것이 아니다. 그것은 텍스트를 생산하는 복합적인 단계의 일부분이다. 문화기술지는 사회적 실재의 한 버전이며 텍스트적 표현과는 뗄레야 뗄 수 없는 관계에 있다. 이 책에서는 현장 작업이 책, 보고서, 그리고 논문 등으로 변화하는 전통적인 과정을 다루려고 한다. 물론 묘사하는 방식은 다른 방법으로도 가능하다. 즉 사진이나 필름, 그리고 비디오를 통한 시각적 표현과 오디오 기록과 같은 청각적 표현 방식도 있다. 그러나 여기에서는 이들을 자세하게 다루지 않을 것이다.

이 책의 각 장은 하나의 주제에 관하여 다양하게 보여준다. 그 주제란 글쓰기와 읽기에 관한 전략들이 어떻게 문화기술적 작업에 대한 이해를 형성하고 알려주는지에 대한 조사이다. 논의는 "현장"의 사회적 실재가 어떻게 텍스트적 성과로 생산되고 재생산되는지에 관한 고려에서부터 시작된다. 논의는 "가독성(readability)"과 묘사에 관한 이슈들에 근거하여 진행될 것이다. 연구 장소로서의 "현장"이라는 바로 그 개념은 텍스트로서의 문화기술지에 대한 우리의 관념을 통해서 구성되리라 제안한다. 다른 말로 표현하자면, 사회세계에 대한 관념은 그에 관하여 무엇을 기술할 수 있는가에 관한 우리의 관념에 의해 형성된다. 동일한 이슈가 두 종류의 "자료"와 관련되어 제기되는데, 그 자료란 문화기술자가 사회학적 혹은 인류학적 분석을 구축하고자 사용한 것이고, 흔히 생생한 예와 "실제 유형들"(Edmondson, 1984; Atkinson, 1990)을 제공하기 위한 분석적 텍스트와 혼합된 것이다. "현장 노트"의 읽기와 글쓰기는 문화기술적 작업에 의한 텍스트 생산이 이루어지는 실무 현장을 있는 그대로 드러내는 하나의 세트이다. "자료"로 생성될 수 있는 것은 문화기술자가 "기술 가능하고" "읽기 가능한" 것으로 취급할 수 있느냐에 영향을 받게 된다. 현장 노트는 읽기, 쓰기, 그리고 문화기술적 해석이 만나는 지적 공간이다. 그리고 중요한 사실은 "필사"에 관한 활동이다. 현장 노트에서는 행위자의 대화에 관한 묘사와 문화기술적 논평과 반영에 관한 주제가 중요하지만 또 무시되기도 한다. 다시 말해서 텍스트의 가독성과 본래 현상의 복잡성 간의 긴장이 명백하게 드러난다. 진술문이 읽기 쉬울수록 더욱 많은 문학적 형태의 임의적 전통과 부합하게 되고, 묘사에 더욱 많이 "충실할" 수록 그 진술문은 더욱 이해하기 어렵게 된다. 문화기술자들이 취하는 결정은 텍스트가 얼마나 읽기 쉬운가 하는 것뿐만 아니라, 묘사되고 있는 행위자들이 얼마나 "읽혀지고" 이해되는지에 관해 중요한 함의를 지닌다. 다른 경우에서와 마찬가지로, 여기에서도 텍스트적 전통(textual conventions)은 그저 단순하게 기술적인 이슈와 방법론적 이슈들만을 제기하지 않는다. 이들은 *도덕적* 결과도 가지게 된다.

그 다음에는 텍스트 유형이 인정될 수 있는 스타일과 장르를 산출하기 위해 어떻게 공유하는 문학적 관습과 연계하는가를 논의하려고 한다. 또한 문화기술적 텍스트의 읽기와 글쓰기는 장르와 전통의 관습에 영향을 받는다고 제안하고자 한다. 만일 "현장"에 관한 우리의 감각이 그 텍스트의 형태에 의해 결정된다면, 그와 동일하게 "현장"이 어떠해야만 하고 어떻게 묘사되어야만 하는가에 관한 감각은 일반적 기대와 가정들로부터 영향을 받는다. 그러므로 여기에서는 문화기술적 장르와 관련 있는 문제들, 즉 특정 주제, 지역적 전통 및 세대 차이가 스타일에서의 차이와 어떻게 관련되어 있는가에 대해서 검토하려고 한다.

그 다음 문화기술적 지식에 관한 서술적 특성을 진지하게 보여준 저자들에 관해 언급하고, 문화기술적 글쓰기에 관한 최신의 계획서들과 전통적인 문화기술적 텍스트에 관한 "포스트모던적" 관점의 비평을 고찰하면서 이 책의 결론을 매듭짓고자 한다. 여기에서 이러한 특징을 가진 저자들은 귀중한 교훈과 통찰력을 제공하지만, 그 접근 방법들은 동질적이 아니라는 것을 밝힌다. 일부 저자들은 자의식과 문학적 형식을 고안하여 사용함으로써 "가독성"의 다양성을 소개한다. 다른 저자들은 그들의 사회적인 개념을 반영하기 위해서 자의식적으로 잘 읽히지 않으며 더욱 복잡하며 문제성 있는 텍스트를 생성한다. 이에 대한 해결책은 없다. 선택된 형식들은 모두 관습적인 것이다. 완전한 모습으로서의 사회세계를 그릴 수 있는 텍스트 형식이란 존재하지 않는다. 현대 문화기술자는 텍스트 글쓰기에 관한 충분한 지식을 가지고 양식을 선택해야 하고, 독자의 편에서 나타날 수 있는 있을 법한 반응들을 고려해서 선택해야만 한다.

이 책은 문화기술지를 어떻게 쓰는가를 안내하는 책도 아니고 문화기술지를 어떻게 읽는가를 안내하는 지침도 아니다. 이 책은 작업 매뉴얼이라기보다는 비판적 반응과 논쟁을 돕기 위한 것이다. 실제적인 것들은 알려주지만, 방법과 전형적 모델들을 제공해 주려는 것은 아니다. 좀더 실무적인 도움을 제공하는 훌륭한 텍스트들이 여러 권

있고(e.g., Richardson, 1990b; Wolcott, 1990), 글을 쓰는 방법에 관한 보다 일반적인 텍스트들도 있다. Becker(1986)는 실제적인 지원과 자극을 주는 훌륭한 책이다. 이와 반대로, 진정한 의미에서 이 책은 *문화기술적 텍스트에 관해 어떻게 사고해야 하는가*에 관한 것이다. 다른 말로 표현한다면, 이 책의 목적은 우리가 문화기술지의 텍스트적 성격을 어떻게 개념화해야 하는가에 관한 문제들을 상정한다. 문화기술지를 "읽는 방법" 혹은 "쓰는 방법"이 아니라, 읽기와 글쓰기의 산물로서 문화기술지를 어떻게 이해해야 하느냐에 관한 것이다. 이러한 이해는 단순한 처방과 격언들로 나타날 수 없다. 다방면에서 이는 문제들을 해결하거나 피하기보다는 오히려 문제들을 만들어내고 있다. 저자의 주장은 이러한 문제들에 직면해야만 한다는 것이고 해결책이나 절충이 문화기술자의 학문적 기술에 일부로 인식되어야 할 필요가 있다는 것이다.

우리는 독자에 관한 관념이나 감각 없이는 하나의 주어진 텍스트를 위한 이슈들에 관하여 진정으로 쓸 수 없다. 그러므로 이 책 자체를 위한 독자를 언급하는 것이 적절할 것이다. 두 말할 필요도 없이 모든 사람들이 이 책을 사서 읽기를 바라지만, 이는 매우 비현실적이다. 이 책은 특히 사회학, 인류학 및 관련 분야의 전문 학자들과 대학원 학생들을 독자로 하고 있다. 이 독자들은 자신들의 학문 분야가 "텍스트적 전환"을 취했다는 인식을 피하기 어렵다. 학위 논문, 논문, 그리고 서적 등으로 자신의 텍스트를 출판하는 것 이 외에도 그들은 학문적 지적 현상을 이루는 텍스트들에 관하여 반응하는 것이 필요하다. 그래서 이것은 "방법(how to do it)"에 관한 책이 아니다. 하지만, 현대의 모든 문화기술자들은 "생각하는 방법(how to think about it)"에 관한 서적들을 필요로 한다. 이 책은 연구를 수행하는 방법, 연구를 읽고 평가하는 방법, 그리고 논문을 쓰는 방법에 관한 좀 더 실제적인 매뉴얼들과 함께 읽혀져야 할 것이다.

각주

1. For major studies that cover several social disciplines see: Ankersmit, 1983; Atkinson, 1990; Billing, 1987; Boon, 1982; Brown, 1977, 1987; Clifford, 1988; Clifford and Marcus, 1986; Edmondson, 1984; Geertz, 1988; Kellner, 1989; McCloskey, 1985; Nelson, Megill, and McCloskey, 1987; Richardson, 1990b; Shotter and Gergen, 1989; Simons, 1989; Tyler, 1987; Van Maanen, 1988; White, 1973, 1978.

2. 텍스트로서의 현장(現場)

이 책의 주제는 Roland Barthes(1974)의 "독자 위주의(readerly, lisible)" 텍스트와 "작가 위주의(writerly, scriptible)" 텍스트 사이에 잘 알려진 구분을 통해서 일부 포착되고 있다. 독자 위주로 쓰여진 문헌에서는 "기표에서 기의로 가는 길이 명확하고, 평범하고, 입증되어 있고, 필수적이다(Hawkes, 1977, p. 114)". 반면에 작가적 유형은 "전제하는 것이 전혀 없으며, 기표에서 기의로 가는 쉬운 길을 전혀 제공해 주지 않는다.(Hawkes, 1977, p. 114)" 현대 문화기술적 규범 내에는 독자적인 것과 작가적인 유형 사이에 일종의 긴장 관계가 존재하는 것으로 여겨진다. 처음에 문화기술자는 결말도 없고 한계도 없으며 문제성 있는 아주 복잡한 사회세계와 대면하게 된다. 이와 대조적으로 문화기술자는 또한 문서라는 제한된 형태 내에서 그 세계를 재현하게 된다. 글자로 기록해서 읽힐 수 있는 범위 안에서만 그 세계에 대해 알릴 수 있는 것이다. 문화기술적 글쓰기 전통에 이의를 제기되거나 그 전통이 변화될지라도, "독자 위주의" 것과 "작가 위주의" 것 사이의 긴장은 여전히 남게 된다. 사실 어떤 경우에는 그 긴장이 대단히 큰 문제를 일으키기도 한다.

문화기술지를 읽고 쓰는데 대하여 설명할 때, 사회적 실재가 존재한다는 암시를 줄 수 있는 위험이 있다. 다시 말하면 문화기술자의 작업 이전에 이미 독자적으로 존재하는 "현장"이 있다고 생각할 위험이 있다. 그러나 이는 그렇지 않다. "현장"은 용감한 탐구자의 발견과 탐험을 기다리고 있는 "저 밖에" 있는 실체가 아니다. 현장은 현장 조사 문헌들을 통해 단지 보고되는 것이 아니라, 연구자의 글쓰기와 읽기에 따라 만들어지는 것이다. 이는 그 사회 구성원이나 행위가 연구자의 관찰과 독립적으로 존재할 수 없다는 의미가 아니다. 그러한 경우가 분명 존재하기 때문이다. 그보다는, 현장 조사에서의 "현장"은 일련의 거래의 소산이라는 것이 나의 견해이다. 우선, 현장은 문화기술자가 사회적으로 거래하고 참여하면서 만들어진다. 현장의 범위는 "주어진" 것이 아니며, 이는 연구자가 주시한 것, 현지인이나 정보 제공자와 협상한 것, 그리고 연구자가 관찰하는 것만큼이나 또한 빠뜨리거나 간과한 것 등도 포함된다. 둘째로, "현장"은 문화기술자가 *글쓰는(집필하는)* 내용대로 만들어진다. 다시 말해 "현장"이라는 개념은 기록되는 것과 읽혀지는 것에 달려 있다. 따라서 현장을 이루는 요소에는 세 가지가 있는 셈이다.

첫째로 현장은 문화기술자의 시선에 의해 만들어진다. 둘째로, 이는 현장의 텍스트(text-of-the-field)를 구축할 수 있는 연구자의 자질을 통해서 재구성된다. 셋째로, 현장은 독자의 해석과 문맥 재구성 작업에 따라 재구축되고 재맥락화되어진다.

몇 개의 표준이 되는 문화기술지 장르들의 원문 배열과 그와 연관된 사회 형태를 생각해 볼 때, 일반적인 문제는 쉽사리 납득할 수 있다. 한 예로 Van Maanen(1988)은 전형적인 문화기술적 양식이 어떻게 해서 잘 정립되고, 표준적인 수단을 통해 특정한 유형을 이루어 냈는지에 대해 언급한 바 있는데, 이는 "현장에서 얻은 소재들을 상당히 주목받고 있는 기능주의적 혹은 사회구조적 개념들 아래 분류해 둠으로써. . . 개별적인 행위, 작업, 의식, 역할 등의 부분적 구성요소들 사이를 돌아다님으로써. . . 혹은 그룹을 하루나 일주일, 아니면 일년 단위로 따라 다님으로써" (p. 65) 이루어진다. 저자나 학파에 따라 견해의 차이가 있긴 하지만, 사회 인류학의 고전적 논문은 사회에 대한 "표준" 유형을 만들어 냈고, 이는 결국 "현장" 의 유형들을 만들어 낸 셈이다. 문화기술자의 "손에 닿는 세계" 의 경계는 사실상 "있을 법한 일" 을 "있을 수 없는 일" 로부터 나누고, "알려진 것" 을 "알 수 없는 것" 으로부터 나누며, 이는 문화기술지 자체의 내부적 배열 속에 이미 새겨져 있는 것이다. 사실 여기에서 더 나아가 인류학 내 문화기술지의 가장 근본적이고 만연된 아이디어는 그 분야가 갖고 있는 가정들의 집합의 표상이라는 것이다. 문화기술지는 고독한 탐구자(가끔은 부부 탐구자)의 이미지를 구현하는 것이고 "그 탐구자" 의 사람들을 구체화하는 것이다. "그 사람들" 은 문화기술지 자체의 한계 안에 담기고 통합된 그들 자신이며, 이리하여 각 사회와 문화가 고정되는 것이다. 다양한 사회 유형과 과정들은 표준적이고 고전적인 서적의 "단일화된 간행본(uniform edition)" 으로 변모된다. Boon(1983)이 논한 바와 같이, 기능주의적 인류학에서의 텍스트 배열은 이같은 과정을 통해 추정되는 결과들을 모아 문화기술지로 만들어낸 것이다. 각 문화기술지의 표준적 내용은 기능주의자들의 모델이 되는 사회 구조로서의 소우주를 재생해 냈다. 각각의 분리된 사회는 표준적으로 나열된 주제와 사회제도를 통해 묘사된다.

사실상 연구자는 문화기술지 그 자체를 하나의 "기호(sign)" 로 해석해도 된다. 기호의 삼각형(semiotic triangle)을 연상케 하는 방식으로, 문화기술지는 "기록자" 와 "현장" (즉 사회나 문화, 혹은 집단)을 하나의 구체적인 묘사들 속에 연합시킨다:

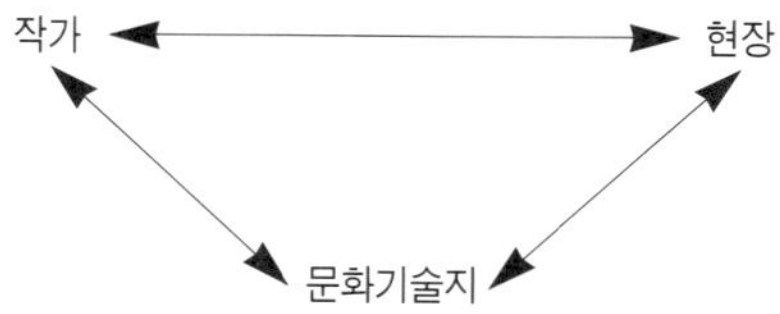

더구나, 문화기술지를 읽음으로써 현장이 독자에게 알려지는 것과 같이, 문화기술지의 저자 또한 같은 방식으로 독자에게 알려지게 된다. 문화기술지 사이에는 끊임없이 상호텍스트성이 작용하고 있을 뿐 아니라(다른 문헌과 관련이 있는 것처럼), "저자들"이 자신들의 문화기술지와 관련되어 알려지고 이해되는 과정이 있다. 달리 말하자면, 인류학자에게 있어서는 에반스 프리차드=누어 족, 그리고 리엔하르트=딩카 족이라는 등식만이 성립하는 것이 아니라, 다음과 같은 등식도 성립한다.

에반스 프리차드: 누어 족:: 리엔하르트: 딩카 족

그리하여, 각 문화기술지는 토템 신앙적 분류와 계산법에 대한 텍스트적인 형태를 제공한다. 각 문화기술지는 행위자들과 행위들이 "현장"으로 인식되어가는 과정을 통하여, 그리고 문화기술지의 저자들을 분류하는 과정을 통하여 구체적으로 재현된다. 누어 족은 에반스 프리차드의 연구 결과였고, 따라서 에반스 프리차드는 누어 족으로 영구히 분류된다. (또한, 그의 경우에는 아잔데 족과 실루크 족으로도 분류된다.) 인류학의 역사는 문화기술지의 역사이다. 이는 인류학자와 그의 현장이 영원히 서로 맞물려 안기게 되는 역사인 것이다. 인류학자와 현장은 영원히 반복되는 연속적인 현재 속에서 서로를 구성한다. (이는 문화기술지가 반복되는 과정을 유형화하며, 현장 조사의 지금과 현재의 경험을 문화기술적인 현재에서 바라 본 꿈의 시대(dream-time)로 바꾸어 놓기 때문이다: cf. Fabian, 1983.)

인류학 이외의 학문에서도 연구 논문은 현장과 저자로 구성된다. 도시 문화기술지는 그 고유의 영역을 정의하고 있는데, Tally's Corner, The Street Where I Lived, Ship Street, 그리고 Brown's Lounge 등 구체적으로 *명명하고*, 그렇게 함으로써 그 경계를 암묵적으로 정의한다. 비록 사회학적 문화기술자들은 자신을 연구하고자 하는 민족이나 지역 주민들과 동일시할 가능성이 비교적 적긴 하지만, 그들 역시 문화기술지를 통해 그 연구 대상인 지역주민과 연관된다. 그렇기 때문에 Whyte는 Street Corner Society(1981)로, Willmott와 Young은 Bethnall Green으로, Lacey는 Hightown Grammar(1971)로 대변되는 것이다. 이 학자들은 다른 사회적인 등장인물(personae)도 가지고 있지만, 우리는 문화기술지의 업적을 통해서 이 학자들과 그들의 현장을 알게 되는 것이다.

고전 인류학적 연구 결과에서처럼, "현장"은 텍스트적인 묘사를 통해서 형성된다. "현장"은 공통적인 텍스트 양식과 설계를 의무화하여 사용할 때 비로소 알아 볼 수 있고 재생해 낼 수 있다. 각 현장은 독특하며, 각 문화기술지는 다른 것들과 충분히 구분될 수 있을 만큼 다르다. 하지만, 예를 들어 한 "지역사회"의 두드러진 특징은 "지역사회 연구"의 공통된 장르라는 배경 내에 있을 때에만 구별이 가능하다. 각 학교에 관한 문화기술지는 각각의 새로운 학교를 어떻게 하면 구별이 가능하도록 묘사할 수 있는지를 알게 한다. 각 도시의 불량배는 부분적으로는 도시 불량배에 관해 이전에 집필된 텍스트로 그 특성을 기술하게 되는 식이다. 문화기술자는 관련된 문헌에서 부분적으로 추출한 암묵적인 이전의 모델이 없이는, 자신의 현장 세팅과 대면할 수 없다. 연구자는 이전에 쓰여진 텍스트의 배경 위에서 새로운 문화기술지를 구성하는 것이다. 같은 방식으로, 독자는 이미 얻은 문화기술적 지식의 배경 위에서 각 문화기술지의 새로운 항목들을 이해하게 된다. 주어진 문화기술지의 설득력, 그럴듯 함, 그리고 완전성 등은 이전에 집필된 텍스트의 모형에 견주어 판단될 가능성이 크다.

그런 의미에서, 우리는 "현장"을 텍스트적 용어들 내에서 기술하게 된다. 문화기술적 텍스트는 그것이 보고하고 묘사한 사회현상에 대하여 윤곽을 세운다는 점에서, 불가피하게 자기 성찰적이라고 할 수 있다. 여기에서 문제는 Clifford Geertz(1973)를 위시한 몇몇 해석학적 인류학자들이 제기하는 것처럼, 사회생활을 텍스트인 것처럼 접근할 수 있다는 논점과는 상당한 차이가 있다. 이러한 견해는 "현장"이 텍스트적으로 만들어진다는 주장을 수반하지 않는다. 모든 학문은 그 탐구의 대상을 만들어내며, 각 장르는 탐구의 대상을 만들어내는 기전 중의 하나임을 인식할 필요가 있다. 그렇다고, 모든 자연과 사회 현상을 텍스트와 "같다"라고 믿을 필요는 없다. 모든 자연과 사회 현상이 텍스트와 같다라는 것은 사회생활에 대한 유행적인 은유로서 생산적이기도 하다. 이러한 은유는 자연적, 문화적 규범에 대한 여타의 훌륭한 은유들과 대등하긴 하지만, 그렇다고 이를 과도하게 그대로 받아들여서는 안 된다. 사회는 텍스트의 한 종류가 아니다(cf. Brown, 1987). 하지만 사회 혹은 사회의 요소들이 전형적인 묘사들을 통하여 학문적으로 구성된다는 것은 사실이다.

텍스트적 양식들은 우리가 사회 세계를 읽을 수 있게 만든다. 그것들은 사회 유형들의 다양성이 조정될 수 있도록 표준화된 모델들을 제공해 준다. 문화기술자나 일반인들이 자신의 생각을 전달하기 위해 사용하는 표준적인 수사 어구도 마찬가지 역할을 한다. 문화기술지의 집필 방법은 문자 그대로가 아닌 비유적인 언어들을 사용함으로써 읽을 수 있는 사회세계를 그려낸다.

은유나 제유(synecdoche)와 같은 수사법을 사용한다는 것은 임의적이거나 선택적인 수식의 차원이 아니다. 이를 없애 버린다면, 사회적인 사건이나 행위를 알기 쉬운 말로 풀어내기 어려울 것이다. 은유적인 어법을 제거하면, 행동을 단순히 묘사해 놓은 진부하고 무의미한 설명만 남게 될 것이다. 은유법은 많은 사회과학 이론과 모델 분석에 있어 중요한 존재이다. 사실상, 경제학 분야의 저술을 많이 한 McCloskey(1985)가 지적하였듯이, 글 쓰는 사람은 두 가지 전략을 쓸 수 있다. 이야기로 풀어내는 것과 은유에 의존하는 것이다. 문화기술자가 사회세계의 특성을 기술하려고 할 때에도 역시 이야기로 풀어내거나 은유를 이용할 수 있다.

은유법은 관념적인 도구와 심상을 제공하며, 이것들을 통해 우리는 보편성을 이해하고 각각의 사회 환경을 비교할 수 있게 된다. 은유를 잘 사용하면, 다양한 실례와 유형, 그리고 분류 등을 하나로 함축할 수 있다. 그리하여 분석적 은유법은 사회학적, 인류학적 이해를 위한 결정화 혹은 응축화의 과정이 될 수 있다. 예를 들어, "전체주의적인 기관(Total Institution)" (Goffman, 1961) 혹은 "탐욕스런 기관(Greedy Institution)" (Coser, 1974)이라는 용어는 사회구성원의 시간과 노력, 그리고 헌신 등을 대량으로 통합하여 두 가지 사회형태로 정의되며, 이 두 은유법은 암시적으로 그 사회의 취지나 의미에 대해 엄청난 내용을 전달할 수 있다. 더 나아가 은유법을 사용하면 비교와 대조도 가능하다. 은유법을 사용함으로써 연구자는 원래의 연구 분야 이외에도 훨씬 광범위한 다른 연구 분야까지 참고할 수 있게 된다. 새로운 환경과 사건들을 알기 쉽게 묘사하려면 은유법을 사용할 수 있다. 예를 들어, 사회학적인 은유법에는 서로 완전히 대치되는 경우가 있는데, Lofland와 Lofland(1984)가 지적한 일반 개념과 그 이전에 Blumer(1954)가 주장한 민감성 개념이 그러하다. 이 개념들은 서로 연결되기도 하고 병치되기도 한다. 은유법을 사용함으로써 친숙한 것을 생소하게, 그리고 생소한 것은 친숙해 보이게 할 수 있고(cf. Delamont, 1981), 그렇게 함으로써 독자와 필자가 주제에 대한 신선한 시각을 서로 공유할 수 있게 된다. 이와 같이, 잘 쓰인 은유와 모델은 생소한 대상을 친숙하고 이해하기 쉬운 묘사들로 바꾸어 준다.

이처럼 은유법은 "현장"을 문화기술지의 텍스트로 변환시키는데 도움을 준다. 은유법은 관찰된 삶의 무수한 세부 요소들에게 형체와 중요성을 부여한다. 수사법 혹은 수사 어구는 변형하고 설명한다. 수사법은 문화기술적 텍스트의 규범 내에서 사회세계를 다른 사회와 제휴하게 만든다. 그러한 텍스트들은 독자나 필자가 가지고 있는 "*내러티브*"의 인식에 의해서도 형성된다. Richardson(1990a, 1990b)을 위시한 여러 학자들이 최근 점점 강력하게 주장해 온 바와 같이, 내러티브 양식은 일상생활의 조직과 문화기술지의 조직에 근본적인 요소가 된다. 문화기술자는 이야기를 "데이터"로 간주하여, 학술적 텍스트 내에서 이를 인류학적, 사회학적 내러티브로 재구성한다. 그런 의미에서 기록된 문화기술지는 "메타 내러티브" 혹은 "2차 내러티브"로 간주될 수 있다. 은유법과 마찬가지로 내러티브는 보고된 사건에 의미와 이유를 부여한다. 전후 관계와 일어나는 순서에 따라 사건을 제시함으로써, 내러티브는 현장을 읽어서 이해할 수 있는 전체로 만들어 낸다.

사회적 행동을 내러티브로 표현하는 것은 인간 경험의 일시성을 반영한다(Adam, 1990). 그것은 사회생활을 단순히 순서대로 제시할 뿐만 아니라, 그 논리적 일관성까지도 보여준다. 내러티브를 통해 문화기술자는 역사가, 전기 작가, 그리고 소설가와 마찬가지로, 개인적 혹은 집단적 행위와 성격 그리고 동기를 그려낸다(cf. Atkinson, 1990). 문화기술지는 정보 제공자들이 들려 준 이야기를 깊이 새기면서 여기에 의견을 덧붙이며, 종종 그 일상적인 생산을 초월하여 그들에게 높은 중요성을 부여한다. 사건과 "케이스" 등에 대한 문화기술자 스스로의 설명을 포함한다. 그것들은 오히려 문화기술지 자체를 재맥락화 함으로써 변형되고 강화될 수도 있다. 하지만 이러한 내러티브는 텍스트 안에서 모아지고 병렬되어 문화기술자에 의해 그 의미(사회학적 혹은 인류학적 중요성)가 함축되어지고 결국 독자에 의해 재구성된다.

인물과 상황에 관한 이와 같은 단편적 내러티브들보다 한 단계 위에 있는 것은 문화기술지를 전체적으로 구성하는 메타내러티브이다. 연구 논문은 일반적인 내러티브들로 구성될 수 있다. 이것은 다음과 같은 유형의 이야기일 수 있는데, 방해받은 의도나 의도하지 않은 결과, 혼란 속의 질서, 합리적인 조직 한 가운데에서 일어나는 무질서 등으로 볼 수 있다. 문화기술지는 독자의 기대를 불러일으킬 수 있으나 결국 그 기대를 부인하게 된다. 그것은 또한 일상생활 사건들을 영웅담으로 만들거나 여기에 커다란 중요성을 부여할 수도 있다. 문화기술지는 도덕적인 교훈, 극적인 이야기, 하류층 인물의 악한 이야기, 풍습에 대한 코미디 혹은 전원시가 될 수 있다.

그러므로 "현장"을 "텍스트화"하는 작업은 부분적으로는 일상생활의 서술적 재구성이다. Richardson(1990a)이 주장하는 바와 같이, 내러티브 양식은 문화기술자의 작업에 기본적인 부분이 된다.

> *만약 우리가 인간 경험의 가장 심오하고 보편적인 것을 이해하고자 하며, 우리 연구가 인간의 삶의 체험에 충실하길 원하고, 시학과 과학이 연합하는 장을 열고 싶다면, 혹은 연구 참여자들에게 우리의 특권과 재능으로 힘을 불어넣고 싶다면, 우리는 내러티브에 가치를 두어야만 한다. (pp. 133-134)*

내러티브에 대한 이와 같은 규범적인 시각이 있기 이전에는, 내러티브가 (은유법과 마찬가지로) 이해할 수 있는 텍스트적 양식들 안에서 읽고 기록할 수 있는 사회세계를 생산한다는 보다 기본적인 의견이 있었다.

이 책에서 다루어지는 텍스트에 관한 모든 이슈들과 같이 은유법과 내러티브는 사회세계를 알기 쉬운 텍스트로 *변환시켜준다.* 그것들은 "마치-처럼"하는 식으로 묘사한다. 은유와 내러티브는 단순화시키고 함축시킨다. 이들은 특징적으로 "독자 위주의", 즉 읽어서 알 수 있는 설명과 내러티브를 만들어 내며, 이러한 것은 기존 문화기술지의 전형적인 "사실주의적" 양식으로 나타나는 경우가 많다(Van Maanen, 1988). 따라서 "독자 위주의" 것과 "작가 위주의" 것 사이에는 잠재적으로 긴장이 존재한다. 읽어서 알 수 있는 내러티브와 인지할 수 있는 은유는 반드시 사회생활의 복잡성과 불확실성을 감소시켜 준다. 책의 장, 부제, 제목, 목차 등 학술 논문에서 사용하는 표준적인 문학적 양식들도 역시 분류와 성문화의 임의적인 형태일 뿐이다. 그러므로 사회생활을 이해하기 쉽게 묘사하는 것은 일종의 "상징적 폭력 (symbolic violence)"(Bourdieu & Passeron, 1977)을 통해 이루어진다. 이해를 하려면 언제나 그 현상에 대한 본질을 희생해야 하는 법이다.

관례적인 문화기술적 보고 양식인 "사실주의적" 설명은 사회세계를 당연하게 여기는 텍스트적 형식에 비유된다. 사실상, 사실주의 문학적 형식과 우리가 세계를 이해하는데 대한 암묵적 가정들 사이에는 모순이 존재한다. 달리 말하면, 문화기술적 텍스트가 그럴 듯하고 현실적으로 느껴지는 정도는 그것이 얼마나 인위적이며 상투적인가에 달려 있다(cf. Atkinson, 1990). 문화기술적 텍스트는 전통적으로 "독자 위주의" 인 텍스트인데, 이는 문학적인 도구들을 암묵적으로 이용해 그 표현을 자연스럽게 한 덕분이다(Atkinson, 1982).

최근 몇 년 사이, 문화기술자들은 "사실주의적 이야기" 의 상투적인 성격을 알아차리기 시작하였다. 잘 확립된 문학적 도구들이 사회생활의 복잡성을 감소시키고, 보증하기 힘들 정도의 분석적인 종결을 강요한다는 것을 알게 되었다. 이 책의 마지막 장에서 논의하는 바와 같이, 문화기술적 보고를 위한 "대안적" 문학 형식을 고안하려는 다양한 시도가 있다. "포스트 모던" 경향 덕분에 본래 많이 쓰이던 사실주의적 글쓰기는 다른 다양한 방법으로 대체되었다. 아마도 이런 방법들은 새로운 한계와 전통들을 제시하게 될 것이다. 문학적인 모형들은 덜 제약적이어서 "현장"과 "문헌" 사이의 가능한 관계들이 더욱 개연적이 되도록 도와준다. 이제는 더 이상 하나의 폐쇄된 사회세계와 이와 유사하게 제한된 문화기술적 텍스트 사이의 직접적인 일대일 관계를 당연한 것으로 간주할 수 없다. "문화기술지" 그 자체의 생산과 해석은 더욱 불투명해지고 있다. 앞에서 언급한 삼각형의 성격도 달라졌다. 기존의 삼각형은 "저자", "텍스트" 와 "현장" 사이의 관계를 비교적 단순하게 묘사했다. 현대 문화기술지의 저자는 이와 다른 관계에 놓여 있다. 옛날 방식에서 저자는 현장을 텍스트로 묘사하는 보증인이었다. 그러나 현재의 저자는 그런 묘사를 개연적이고 임시적인 성격이라고 지적한다. 앞에서 에반스 프리차드=누어 족이라는 등식으로 문화기술자와 연구 대상, 그리고 그 둘을 잇는 문화기술 사이의 관계는 "투명한" 매체로 취급되었다. 그러나 현재는, 예를 들어 Michael Herzfeld는 그의 연구 대상인 사람들(그리스 농부들)에 대하여, 그와 같이 간단한 관계에 놓여 있지 않다. Herzfeld는 "현대 그리스인에 관한 저자" 가 아닌 "현대 그리스인에 *대하여 저술하는* 저자" 인 것이다. 이를 등식화해 보면 Herzfeld ≠ 그리스 농부들이 된다. 새로운 등치관계들이 성립된다. Herzfeld가 그리스에 관한 인류학을 개연적으로 만든 저자라면, Crapanzano도 그의 모로코 동지들에게 같은 역할을 한다. 따라서 저자들, 이들의 텍스트, 그리고 "이들의" 민족은 동등한 관계에 있는 추론적인 영역이다. 하지만 그들을 하나로 묶는 가치는 그 자체로 개연성을 갖게 된다.

Herzfeld ≠ Greece :: Crapanzano ≠ Morocco

아방가르드적 문화기술지 저자와 해설가들은, 따라서 현장에 대한 독자 위주의 텍스트들을 보다 작가 위주의 가능성들로 대체하려 하고 있다. 사실주의에서 지니고 있는 비교적 높은 확실성과 편안함, 그리고 현장에 대한 독자 위주의 텍스트는, 그리하여 덜 익숙한 텍스트의 형식들로 대체되었다. 텍스트의 외양은 사회세계에 관하여 가정된 복잡성과 분열성에 더욱 충실하게 되었다. 문화기술자의 통일시키는 목소리는 다양한 사회구성원의 목소리가 담겨 있는 "다원 음성적" 텍스트 내로 포섭되어 나타난다. 새로운 문학적 형식이 탐구되고 있는데, 그 중에는 선호되고 있는 사실적 보도 형식에 어긋나는 것들도 있다. "소설적" 문학 형식이 의도적으로 논의되고 채택되었다. 이러한 가능성들은 아직 불완전하기는 하지만 "현장"과 "문헌" 사이의 새로운 관계를 창출한다. 그러나 이러한 관계들은 여전히 한 가지 필수적이고 근본적인 전제를 유지한다. 바로 사회세계에 대한 이해는 무엇이 쓰여지고 읽혀지는가에 따라 창출되기도 하고 제한받기도 한다는 사실이다.

하지만 문화기술지가 어떤 형태로든 완성되기 이전에는, 현장의 "자료" 그 자체는 읽고 쓰는 텍스트적 관습에 의해 좌우된다. 주목하여 복사될 수 있는 내용은 결국 읽혀질 수 있는 것이 되고, 따라서 이들은 문화기술적 텍스트 내로 조합되어질 수 있는 것이다. 여기에서는 "현장 노트"가 어떻게 텍스트적 관습에 의해 구성되느냐에 관한 논의를 다룰 것이며, 그 다음 언어로 나타난 사회적 행위를 필사하여 기록하는 것에 대한 논의가 다루어질 것이다.

3. 기록 (INSCRIPTIONS)

문화기술자는 사회 현상을 구성하고 또 재구성한다. "자료"에 대한 다양한 "분석" 과정뿐만 아니라 자료를 수집하고 준비하는 데에는 텍스트 자료를 읽고 쓰는 과정이 포함된다. 관습적인 형식들로 기록된 것과 무관하게 별도로 존재하는 자료란 없다. 물론 그 재현의 일부는 영화, 비디오, 그리고 사진과 같은 영상 자료이지만, 절대 다수는 텍스트로 된 문헌이다. 어떤 재현 형식에서는 문헌적 기법이 아주 자명하게 드러난다. 다른 형식에 있어서는 기존의 텍스트적 형태가 그렇게 뚜렷이 드러나지 않는다. 그럼에도 불구하고 이들 형식은 모두 의미가 있다. 일부 실무자들이 다른 기록 방법을 주장하고 나섬에도 불구하고 그 어느 누구도 습관적인 묘사를 벗어나지는 못한다. 게다가 텍스트적 관습을 통한 "자료"의 구축이란 문화기술자가 연구 계획을 터득하는 방식, 그리고 사회세계를 묘사하는 방식, 그리고 독자가 그렇게 묘사된 사회세계를 이해할 수 있는 방식들과 연루되어 있다.

이러한 문제들을 지적함에 있어서 불필요하게 걱정하거나 비관론을 펼칠 필요는 없다. 현장 노트나 영구적인 기록의 필사본도 "문자 그대로(literal)" 묘사된 것이 아니라는 사실은 인식론적으로 볼 때 그다지 큰 문제가 되지 않는다. 이것으로 인해서 학문이 손상 받지 않는다. 가장 심각한 걱정거리는 아주 순박한 신념체계와 관련해서만 발생한다. "자료"가 불가피하게 텍스트적이라는 특성은 저자가 다른 묘사 방법이 있을지도 모른다는 견해에 집착하는 경우에만 문제가 된다. 하지만 "문자 그대로"이거나 중간에 조정되지 않은 이해와 기록은 존재할 수 없음이 인정된다면, 위협이 되는 의혹 중의 많은 부분은 해결될 것이다. 모방은 반드시 관례(conventions)에 의존하는 것이지 무관례에 의존하는 것이 아니다. 결국 방법론과 인식론을 비판적으로 인식하려면 텍스트적 방법들을 이해하는데서 출발해야지, 이러한 방법들을 부인해서는 안 된다.

"현장 노트"의 구성과 해석이 쓰기와 읽기 작업이라는 사실은 명백하다. 가장 실질적인 단계에서, "전통적"인 참여관찰법을 사용한 문화기술자는 그 안에 포함된 다양한 과업들을 철저하게 이해하고 있을 것이다. 문화기술자의 연구는 상호작용을 통한 현장 작업을 문자화된 진술문으로 변형할 수 있는 연구자의 능력에 따라 확장된다. 글로 쓰는 기록을 매일 관리하는데 있어서는 적용과 훈련이 필요하다. 초보 연구자는 교과서와 선배들로부터 "적어 놓아라(write it down)"라는 훈계를 받을 것이다. 정보를 잊어버리거나 절반 정도만 기억하지 않으려거든, 부지런히 기록하되 완전하며 구체적으로 기록하라는 훈계이다. 연륜이 쌓인 경험 많은 연구자일수록 매일 그리고 매주 세밀하게 기록하는 것을 힘들게 느낄 수 있다. 그럼에도 불구하고 그렇게 함으로써 모든 문화기술자들은 해당 연구에 대한 실질적 경험을 얻게 될 것이다.

방법에 관한 일부 해설자들은, 현장 노트에 관한 "관례적"인 견해에서는 현장 노트를 문제가 없는 사회학적 혹은 인류학적 "자료"로 취급한다고 암시한다. 세밀한 메모를 구성함으로써 사회현실을 "포착"할 수 있다는 신념을 순진한 문화기술자에게 불어넣는 것은 결국 그 자체로 유용한 수사적 도구이다. 이는 문화기술지를 연구하는 과정에 대한 비판의 단서로 이용되거나 더 나은 대안들을 제시하기 위해 종종 이용되는 수단이다. 하지만 많은 문화기술자들이 현장 노트를 부지런하고 세심하게 기록하면 사회현실을 그대로 반영할 수 있다고 실제로 믿는다는 것은 곤란하다. 실제로는, 현장 노트는 Clifford(1990)가 "기록(inscription)"이라 명명한 행위를 반영하는데, 이는 "행위와 대화의 흐름이 끊어지고 기록으로 넘어간 상태"(p.51)로 규정된다. Clifford는 다음과 같이 주장한다.

> *현장 노트는 명백히 기록자의 통제 하에서 문화적 사실들을 구체화한다. . . 그러나 문화기술자는 더 이상 원초적이거나 창조적인 역할을 주장할 수 없는데, 그 이유는 문화기술자는 항상 기존의 문헌들을 인식해야만 하기 때문이다. . . 현장은 점차적으로 "진지한" 문화기술적 텍스트들로 혼란스러워진다. 문화기술자는 기존의 문헌을 섞어서, 혹은 무릎쓰면서 이에 대항하거나 통하여, 글을 쓰게 된다. 이러한 어려움은 묘사적 관습을 위해 특권을 부여받은 경험주의적 기반으로서의 현장 노트의 개념을 약화시킨다.(p. 55)*

현장 연구자는 "기억"하려고 노력하고, 가능한 한 이들을 "정확하게" 기록하려고 애쓴다. 자신의 작업에 대한 목적이나 한계 등에 대하여 잘못 생각하고 있지 않다고 여기며, 혹시 그렇다면, 이들은 변명할 여지가 별로 없게 된다. 그러나 현장 연구자는 완벽한 기록이란 있을 수 없고, 기록을 할 때 완전히 중립적인 매체가 존재하지 않음을 알아야 한다. 현장 노트의 저자(다양한 경우, 이들 또한 현장 노트들을 읽는 독자가 되는)는 자신이 단지 저자일 뿐임을 잘 알아야 한다. 관찰, 참여, 청취, 그리고 쓰기 작업은 속기사의 작업과는 다르다. 연구자는 기억 속에서 관찰 가능하고 기억해 낼 수 있는 모든 말과 행동들을 뽑아내려고 하는 것이 아니다. 경험이 있는 연구자의 메모는 비논리적인 나열이나 임의적인 조각들을 간단히 적어놓은 것 그 이상이다.

문화기술자는 현장 노트를 불변의 고정된 정보로만 보지 않는다. 자기가 작성한 현장 노트에 관하여 글을 쓰는 문화기술자는 자신의 수첩과 타이프 친 원고들이 단지 종이 위의 글자를 넘어서서 감정과 기억 등을 "불러일으킨다" 고 종종 언급한다. 예를 들어 Lederman(1990)은 메모가 "여기" 와 "그곳" 을 어떻게 중개하는가에 대해 쓰고 있다. "노트는 저 곳에서 만들어졌으며, 여전히 저 곳의 냄새를 풍긴다. 사람과 장소를 떠오르게 하는 그 케케하고, 연기 자욱하고, 이국적인 그 냄새(p.73)". 그리하여 메모를 읽고 되읽는 것은 일종의 추억에 대한 프로스트적(Proustian) 체험이 될 수 있다. 기록된 메모란 저자이자 독자인 사람(author-reader)이 기록된 노트에 끌고 들어오는 모든 영역에 대한 명백한 기록일 수는 없다. 다른 이유도 있겠지만, 이러한 까닭에 타 문화기술자들의 현장 노트를, 개인적 경험을 나누지 않은 채, 분석하고 써내는 것은 아주 어려운 일이다(Lutkehaus, 1990).

현장 노트의 실체는 "현장" 을 다루기 쉽고 기억할 만하게 한다. Lederman (1990)은 다음과 같이 주장한다.

> *원 자료로서 현장 노트는, 어쨌든 순간적으로는, 어떤 한 장소에 대해 기록될 수 있는 모든 것의 기반을 포함하고 있다는 느낌을 준다. 사회 경험의 근본적인 모호성과 무한한 복잡성은 하나의 "대상(thing)" 으로 환원되는데, 이 대상은 그 부피가 거대할 때조차도 유한한 차원들을 지닌다. . . 그리고 그 구체성은 우리로 하여금 사회적 실재를 "포착" 할 수 있다는 자신감을 되찾게 해준다(p. 89).*

하지만, Lederman이 또 한편 주장하는 바와 같이, 노트를 원 자료로서 사용하는 행위는 "현장에서 집어올린 자료의 창고가 아니라 재해석이 가능하고 모순된 견해를 지닌 잡동사니" 라는 사실을 보여주기도 한다(Lederman, 1990, p 90).

따라서 현장 노트는 일종의 중간 텍스트이며, 이는 "가공하지 않은 원" 자료도 아니고 최종 생산품도 아니라는 뜻이다. Jackson(1990)이 제시한대로, 현장 노트는 "발단의" 텍스트라고 했으며, Bond(1990)는 그 모호성 중의 몇 가지를 다음과 같이 포착하고 있다.

> *현장 노트는 과거 상호작용들의 산물이며 지나간 사건들에 대한 왜곡을 포함한다. 현장 메모는 완전한 텍스트도 아니고 완전한 이야기도 아니지만 양측의 특성을 모두 지닌다. 현장 노트는 문화적, 역사적 구체성을 분석적 일반성과 결합시킨다. 현장 노트는 지식의 현지 세계(local world of knowledge)에 묶여 있으나, 종합적인 문화적 구성을 위한 기본 바탕을 제공하면서 그 지식 세계를 초월한다. 현장 노트는 고정되고 자율적이며 개방적이지만, 동시에 변덕스럽고 의존적이며 폐쇄적이기도 하다. 그것은 다의성의 산물이며 여러 화자에 의한 산물임을 뜻한다. 현장 노트는 실험과 번역, 그리고 해석의 장이다. 그것은 협동적인 행위들로서 항상 구분할 수 있지는 않은 실재의 측면들을 협의해서 구성해 놓은 산물인 것이다. (p.286)*

사실상 현장 노트의 구성은 무엇이 "기억에 남는가"가 아니라 무엇을 "이야기하는 것이 가능한가"에 달려 있다고 주장할 수도 있다. 현장 노트는 저자가 어떤 내용을 일관성 있는 서사체나 묘사적인 설명으로 구성해 낼 수 있는가에 크게 의존한다. 장기적인 현장 연구자가 기록한 노트는 이후에 "분석"을 거쳐야 한다는 점에서 "노트"가 아니라고도 할 수 있다. 현장 노트는 분석을 통해 소급적으로 내린 결론에 의해 그 중요성이나 의미를 부여받는 것이 아니다. 그것은 서로 무관한 감각자료와 기록을 고정해서 축적시켜 놓은 것도 아니다. 현장 노트는 이미 해석적인 특징들을 부여받은 결과물이다. 문화기술자는 전체적 함의나 분석적 가능성에 대하여 전부 다 인식을 하지는 못한다 할지라도, "노트"를 작성함으로써 하나의 텍스트를 *구성하는 것*이고, 그리하여 사회세계에 대한 자신의 버전들을 *재구성하고 있다*는 사실에 대한 최소한의 어떤 직관력을 소유하고 있다.

현장에 대한 텍스트는 이미 "다른" 텍스트의 출현을 기대한다. 현장 노트가 작성됨에 따라, 그것은 미래에 일하게 될 글쓰기 활동과 현장 노트의 중요성이 실현되어 나타날 완성된 결과물인 "문화기술지"라고 하는 것을 향해 투사된다. 완성된 논문은 현장 노트의 의미를 담은 영역을 제공할 것이다. 그러므로 현장 노트는 이 출현의 순간을 기대해야 한다. 논문의 출현은 그 메시지를 "전달하는" 또 다른 기회를 제공할 것이다. 문화기술자가 노트와 논문에 들어있는 현장 자료들을 축적하게 되면, 그는 들려 줄만한 가치가 있는 이야기들을 모으는 경험이 풍부한 이야기쟁이가 된다. 문화기술자의 상투적인 수단은 묘사할 수 있는 사건과 장면들, 그리고 사회학적, 인류학적 설명으로 변형이 가능한 묘사들로 이루어진다.

현장 노트를 생산하고 사용하는 일에 대해서는 그동안 알려진 바가 별로 없다. 현장 노트의 구성과 해석은 다양한 관습을 지닌 구전 문화의 한 부분으로서, 대대로 전해 내려오는 묵시적 기술의 영역에 머물러 왔다. 이 주제에 관하여 인류학자들이 쓴 수필 모음집(Sanjek, 1990)은 그런 면에서 매운 보기 드문 기록이다. 비록 이 모음집이 실제 현장 노트에 대해 극히 소수의 감질 나는 일면들만 보여준다 할지라도 가치 있는 기록이라고 할 수 있다. 게다가, 이 수필들에 반복적으로 나타나는 주제가 이 텍스트를 낳은 것이 저자들의 *사적인 생활*이라는 점에서 더욱 주목할 만하다. 사실, 적어도 일부 인류학자들에게 있어서 현장 노트는 강력하고 위험한 특성이 스며든 "성스러운" 텍스트이다(Jackson, 1990). 현장 체험에 대한 성스러운 텍스트는 일반적인 인류학 이론과 방법의 좀더 비속한 논의와 상치되는 것 같다. 사회학자들도 현장 노트를 개인적인 기록으로 간주하긴 하지만, 인류학자들만큼 그러한 성스러운 힘을 현장 노트에 부여하려 하지 않는다는 사실은 상반된 학문적 문화의 반영일지도 모른다. 그러한 면에서 사회학은 좀더 "세속적인" 학문일 수도 있다. 따라서 일반적인 문화기술자들의 실무와 의도들에 관하여 경험주의적인 논평을 하기는 어렵다. 그러나 일부 증거와 개인적인 경험들을 종합해 볼 때, 의식 이전 단계에서 현장 노트는 나중에 읽어서 알 수 있는가와 결국 그 내용을 묘사할 수 있는가에 초점을 두고 쓰인다고 볼 수 있다. "나중"에 읽을 텍스트로 생각하며, "지금" 잘 쓰기 위하여 항상 의식적으로 "이건 주제가 되는 페이지로 쓰면 좋겠다" 라고 생각할 필요까지는 없다.

따라서 현장 노트는 다른 문화기술적 텍스트 사이에 과거 소급적이면서 동시에 미래지향적인 관계를 지닌 체계의 한 부분이다. 이미 언급한대로, 현장 노트는 그 연구 계획이 완수되어 완성된 텍스트, 즉 문화기술지를 기대하고 있다.

또한 그것은 다른 문화기술적 텍스트를 되돌아보게 한다. 왜냐하면 문화기술적 근거나 실례로서 열거할 만한 것이 무엇인가에 따라 "현장 노트"가 쓰여 진다면, 현장 노트는 이미 출판된 설명(그 중 여럿은 이후에 나올 현장 노트의 일부분을 예시로서 사용하고 있을 것이다)을 포함해서 현장에 대하여 이전에 만들어진 텍스트를 문화기술자가 알고 있는 정도에 의해 이해되고 수행된다. 이 주제에 관한 어떤 명백한 교육이나 방법론적 규칙도 없는 상황에서, 나는 내가 존경하는 저자들의 논문에서 빌려 온 기나긴 발췌문을 모델로 하여 나 자신의 현장 노트를 작성했음을 안다. 예를 들어, 나는 특히 Olesen과 Whittaker(1968)의 간호학생들에 대한 문화기술적 보고에서 찾아낸 발췌문들을 감명 깊게 읽었다. 그 당시에 그 발췌문은 특별한 "민감성"과 "통찰력"을 전달하는 느낌이 들었다. 내가 그와 비슷한 환경, 즉 의과대학에서 현장 노트를 쓰기 시작했을 때 나는 그 발췌문을 본뜨려 했다(Atkinson, 1981). 그 당시 어느 정도의 내면적 성찰과 잘 쓰인 묘사적 보고를 결합시켜 적절히 나 자신을 반영하는 글을 포함시키고자 하는 의식적인 욕구를 절반 정도는 지녔던 것으로 기억된다. 보다 일반적으로 말하자면, 현장 노트를 만드는 적합한 방법에 대한 특정한 견해에 고무되어, 나는 시카고학파 사회학자 및 동일 양식을 사용하는 학자들의 출판물을 읽은 것이다. 신출내기 연구자였던 나에게 있어서 분명한 사실은, 현장 노트란 출판물 속에서 나오는 설명적인 발췌문으로서 쓰기에 적합한 다듬어진 내러티브적 보고이어야 한다는 것이었다. 공개되어 있어 면밀히 검토할 수 있는 극소수의 긴 발췌문들을 읽음에 따라 이러한 "적합한" 현장 노트에 대한 개념에 대하여 더욱 확신을 갖게 되었다(e.g., Junker, 1960). 이런 방식으로, 관례와 전통은 묵시적인 방법으로, 그리고 직접적인 개인적 스승을 만나지 않고도 이루어지고 전승된다. 그러므로 현장 노트는 고립적으로 존재하는 것이 아니다. 현장 노트가 생산될 때면, 현장 노트는 "텍스트간 상호관련성(intertextuality)"의 관계를 지니게 되는 것이다. 부수적으로, 인류학자보다는 사회학자가 출판물 속에서 설명적이고 도움이 되는 "자료"로서 현장 노트 발췌문을 더욱 많이 사용한다는 사실은 주목할 만하다. Geertz(1960)만큼은 예외적인 경우로 언급되고 있다(Clifford, 1990).

현장조사자로 일하던 초기 시절에 얻은 내 "자료"는 그 이전에 읽은 텍스트들에 의하여 영향을 받았다. 이와 동일하게, 나는 내 "노트"를 출판물에서 장차 출판하게 될 것들에 견주어 가면서 작성하고 있음을 스스로 깨닫고 있었다. 연구자는 자신의 모든 노트가 출판물에 나타나리라고 기대하지는 않지만, 원칙적으로 그 메모들은 자신의 사적인 문서로만 남아 있지는 않으리라는 사실을 알고 있다. 내가 짐작컨대 많은 현장 연구자들은 "이 메모는 아주 좋은 예가 될 거야" 라든가, "언젠가 이 사건으로 멋진 이야기를 만들 수 있어," 혹은 "이 메모는 앞으로 치르게 될 나의 자전적 고백서에 들어갈 거야"와 같은 생각을 하게 되는 자신을 발견하였을 것이다. 나 역시 그런 종류의 위로를 하면서 현장 노트를 작성하는 괴로움을 견디어냈다.

그 다음 문화기술자는 지난 기록에 비추어보고 앞으로 쓰게 될 문헌을 고려해보면서 "기록할 만한" 것을 쓴다. 이용 가능한 지침서가 대중적인 영역에는 거의 없지만, 현장 연구자들이 출판물과 자신이 본받고자 하는 저자들의 저서를 읽음으로써 적합한 양식이 어떤 것인지에 대한 감을 잡게 된다는 사실에 대한 증거는 다양하다. 그러므로 특정 학파나 학문 분야의 고유한 특성으로서 구별되는 현장 노트의 전통과 장르가 존재한다는 것은 매우 가능성이 있는 일이다. 수사법이 "패러다임"의 필수불가결한 구성 성분이라고 주장하는 것은 이 책에서 채택한 일반적 견해와 분명 일치될 것이다. 문화기술자는 또한 현장 노트의 의미와 중요성은 고정된 것이 아닌 만큼, "자료"도 확립되고 고정된 것이 아니라는 사실을 알게 될 것이다. 현장 노트의 자료는 항상 반복적으로 읽을 수 있게 되어 있다. 문화기술자는 문화기술지의 저자일 뿐 아니라 해석자로서 텍스트에 적극적으로 참여하게 된다. 현장 노트는 문화기술자가 대안적인 의미들을 끄집어낼 수 있는 "개방"된 텍스트가 되는 셈이다. 이는 현장 노트와 그것을 읽는 행위 사이에 완전히 임의적인 관계가 있다고 말하려는 것이 아니다. 해석이 적극적인 과정이라고 인식하는 것은 그것이 완전히 기발한 행위라고 시인하는 것과는 다른 것이다.

꼭 그런 것은 아니지만, 현장 노트는 반복해서 읽고 되읽는 과정을 거칠 수 있다. 겉으로 드러나는 현장 노트의 형식은 해석 작업을 암호화할 수 있다. 노트북, 타이프친 원고, 출력한 원고 등을 해석하는 다양한 순간을 기록하는 일종의 거듭 쓴 양피지 같은 역할을 한다(Farran, 1985). 현장 노트의 텍스트는 고정된 채 존재하지 않는다. 문화기술자는 거기에 주석을 달아놓는다. 이러한 작업을 하는 방법에는 여러 가지가 있다. 주석은 빈 귀퉁이에 적어놓을 수도 있고, 목차 용어나 다른 기억도구에 상응하는 주석 기입법으로 표시할 수도 있다. 혹은 주석을 좀더 형식을 갖춘 "코딩"의 형식으로 기입할 수도 있다. 내러티브나 인터뷰 필사본은 키워드가 붙어 있어서 정밀한 조사나 검색, 그리고 주어진 주제와 연관된 부분들을 복구하기 위해 사용할 수도 있다. 최근에는 텍스트 분석용 컴퓨터 소프트웨어가 다양하게 개발되어 있기 때문에, 그 결과 코딩 과정에 훨씬 더 큰 중요성이 부여되었다. 이러한 소프트웨어에서 문헌의 각 부분들은 코드를 붙여 표시해 놓게 되어있다. 이와 비슷하게, "하이퍼텍스트(hypertext)" 소프트웨어 덕분에 주석을 붙이는 새로운 방법이 만들어졌다(Tesch, 1990).

표시 방식이야 어떻든, 귀퉁이에 적어 넣는 것으로부터 복잡한 컴퓨터 파일에 이르기까지, 그 일반적인 성격은 동일하다. "현장 노트"와 "코딩" 혹은 난외의 주석 사이에는 항상 변증법적 관계가 존재한다. 한 요소는 다른 요소를 이해하는 방법을 제공하며, 분석자는 자료를 해석하면서 이러한 문헌 요소들의 상호작용 속에서 중요성을 "찾게" 된다. 코드와 주석은 각 부분을 *어떻게* 이해하여야 하는지를 알려 준다. 또한 여러 부분이 여러 개의 코드로 표시된 경우도 있다. 실제 "자료"의 부분은 일반적인 혹은 암호적인 주석에 대한 구체적인 의미를 부여한다. 이리하여 텍스트의 주석과 그것이 페이지에 묘사되는 모습은 해석과 재해석의 방법을 제공한다. "분석"과 "해석" 작업은 이렇게 해서 문화기술자를 현장 텍스트와 매우 활발히 연관되어 활동하게 한다.

이러한 사실은 다른 종류의 "현장 텍스트"에 대해서도 적용된다. 이론적, 방법론적, 혹은 경험론적인 기록을 구성하는 일은 근거론적 이론화(grounded theorizing)의 주창자들이 지지하는 것이다. 문화기술자는 현장조사 경험에 대한 반영적인 대화를 기록한 자료들을 축적하게 된다. 이 자료들은 다시 "자료"와 "문헌 고찰" 등 다른 종류의 텍스트와 연관된다. 이렇게 반영된 생산물은 이후에 텍스트적 자료로 사용된다. 무엇을 생각할 수 있는가는 무엇을 쓸 수 있는가에 달려 있다. 분석적 심사 과정은 상당한 정도로 글쓰기에 대한 글쓰기를 포함한다. 예를 들어 "근거론적 이론화"의 과정을 잘 살펴보면, 그것을 읽고 주석을 붙이고 쓰고 다시 읽는 과정의 반복임을 알게 된다(Strauss, 1987; Strauss & Corbin, 1990).

현장 노트와 메모만 문화기술지를 쓰는데 텍스트로 이용될 수 있는 유일한 자료가 되는 것은 아니다. 인터뷰 필사본이나 자연스럽게 일어나는 사람들의 반응을 기록한 것도 모든 종류의 질적 연구에서 이용되는 중요한 자료의 일종인 것이다. 이런 종류의 자료 역시 묘사 방식에 있어서는 텍스트적 관습에 의존한다.

4. 필사(TRANSCRIPTIONS)

텍스트적 관습은 정보 제공자나 다른 사회구성원들 스스로가 하는 말을 묘사하는 데 있어 많은 영향을 준다. 잘 모르는 사람은 사람들이 말하는 내용을 있는 그대로 보고하면 아무 문제가 없으리라고 생각할지도 모른다. 저자는 극작가나 소설가에게 필요한 종류의 허구를 창작할 필요는 없다. 즉, 문화기술자는 행위자의 말을 전달하기 위해 그럴 듯한 대화나 독백을 꾸며 낼 필요가 없다는 뜻이다. 문화기술자는 대상자들의 대화를 직접 지니고 있기 때문이다. 즉 대화를 적어 놓거나 녹음을 한다. 물론, 이러한 작업은 자료를 충실하게 보고하기 위해 원문 대화 중에서 발췌하여 재생산하는 것에 지나지 않는다. Clifford는 이런 작업을 필사라고 한다. 이는 오디오 테이프를 듣고 "옮겨 적는" 기계적인 작업뿐만이 아닌 좀 더 넓은 의미의 행위 모음을 뜻한다. 필사란 "이미 만들어진 고정된 담화나 지식"을 적는 것까지를 의미한다(Clifford, 1990, p 57). 이는 고전 인류학에서의 현장조사 작업을 많이 포함하는데, 인터뷰나 다른 사회적 언어행위를 녹음하는 것뿐만 아니라 "말을 그대로 받아 적기, 신화나 주술을 녹음하기" 등이 그것이다(Clifford, 1990, p 51). 여기서 "읽기 쉬움 혹은 가독성"의 문제가 분명하게 드러난다. 정보 제공자는 "스스로 묘사할 수" 없다. 그러므로 정보 제공자가 스스로 묘사한다는 인상을 주려면, 그가 묘사한 내러티브를 선정하고 이를 편집해서 보고해야 한다. 또한 *알기 쉽고* 읽을 만한 필사본일수록, 이는 덜 "진짜 같다." 문화기술자가 간섭을 적게 할수록 그리고 세밀하고 정교하게 필사할수록, 그 필사본은 읽어서 이해하기가 더욱 어렵게 된다. Clifford(1990)는 "기록"과는 반대로 필사는 현장 조사자와 정보 제공자 사이에 다른 종류의 역학관계가 존재한다고 본다. 즉 "지나쳐가는 보통 언어로 묘사된 경험을 영구적인 문헌으로 바꾸고 있는 저자의 권위는 분산되어 버린다"는 것이다(p. 58). 하지만 이러한 대조는 오해의 결과인데, 왜냐하면 이는 문화기술자가 필사본을 해석 가능하도록 하기 위해 노력하는 텍스트적 작업을 간과하기 때문이다.

실제로 정보 제공자의 대화를 보고하는 것은 텍스트의 어떤 다른 요소만큼이나 텍스트적 관습에 의존한다. 구어를 다루는 그 어떠한 방법들도 관습적일 수밖에 없다. 구어를 "자연스럽게" 묘사하는 방법 따위는 존재하지 않는다. 정서법, 구두법, 활자 조판 등은 말한 것을 독자에게 이해시킬 수 있게 재구성하는 텍스트적 방법일 뿐이다. 사실 문화기술자들은 자신들의 자료를 재현하기 위해 매우 광범위한 양식들을 사용해 왔다. 각 양식은 독자에게 고유한 효과를 낸다. 의식적으로든 무의식적으로든 각 양식은 각자 다른 해석적 암시를 전달한다. 서로 다른 관습들을 통해 저자는 정보 제공자들을 매우 다양한 방식으로 재구성할 수 있다. 더구나 구어에 대한 묘사는 일정한 특성과 성격을 전달하는데 유용하다.

문화기술적 연구와 다른 질적 연구의 장점은 사회구성원들이 "스스로를 묘사할 수" 있도록 허락하는데 있다는 주장이 종종 나온다. 그리고 이것은 정말로 많은 문화기술적 텍스트에서 주목해 볼 만한 특성이다. 문화기술적 텍스트는 종종 사회구성원이 한 말을 그대로 옮겨 자유롭게 흩어 놓고 있다. 가끔은 텍스트 전체가 개인적인 진술로 구성되기도 한다. 생애사 그리고 이와 유사한 장르는 대상자 자신의 내러티브에 특별히 의존한다. 그러한 맥락에서 설명과 인용은 "자료"로 간주할 수 있다. 그러나 그들도 불가피하게 텍스트적 관습에 의존하게 되는데, 이러한 관습들은 다시 저자 및 독자가 해석해야 함을 의미한다.

그럼에도 불구하고 현대적 기록의 "진실성(authenticity)"에 무비판적으로 의존하지 않도록 주의해야 한다. 예를 들어, 말 그대로의 기록은 보통 필사되게 마련이고, 그 필사본 자체는 *관습적인* 언어의 재현에 의존하게 된다. 묘사된 언어를 연구하는 문화기술자는 자료를 독자에게 전달하기 위해 텍스트적 관습과 표현을 사용해야 한다. 소설 쓰기에서 말로 된 묘사가 인쇄상의 관습을 포함해서 어떤 특정한 텍스트적 관습에 의존하듯이, 학술적 필사본도 관습적인 인쇄 관련 자원들에 의존한다. 그것들 자체가 해석을 *필요로 할 수 있으며*, 저자의 편견과 전제, "가독성"과 "접근가능성" 등과 철저하게 연관되어 있다. 더욱이 말로 된 표현은 화자의 계층과 성격을 전달할 수 있다. 따라서 관습의 선택은 바로 텍스트에 나타나는 인물을 사회적, 도덕적 구성원으로 묘사하는 일에 대한 선택인 것이다.

어떤 문화기술자는 자신의 진술을 거의 오로지 정보 제공자들의 1인칭 내러티브를 통하여 구성한다. 이러한 방법은 매우 강력할 수 있다. 능숙한 저자의 손에서 이러한 방법을 통해 만들어진 텍스트는 화자의 경험을 생생하고 특권이 있는 모습으로 탄생시킬 수 있다. 사회세계는 그 구성원이 직접 정보를 전달할 때 극적인 효과를 내면서 전달될 수 있다. 다양한 내러티브는 변화무쌍한 시점을 제공할 수 있고, 대조적이거나 보완적인 시각의 만화경은 다양한 음성을 통해서 볼 수 있다.

Oscar Lewis의 멕시코 시나 푸에트리코 "빈곤 문화"에서의 일상생활에 대한 진술이 그 고전적인 전형이라 할 것이다. 그는 정보 제공자가 스페인어로 말한 내용을 확대하여 아주 이해하기 쉬운 영어로 옮겨 1인칭 시점으로 기록해 놓았다. *The Children of Sanchez*(1961)나 *La Vida*(1965)같은 저서는 한 가족 구성원들이 전하는 이야기를 정렬시켜서 구성하였는데, 각 가족 구성원은 공동의 삶의 공간에 대해 서로 다른 관점을 제공하고 있다. Lewis의 1인칭 시점 내러티브는 여러 면에서 성공적이다. 위의 저서들은 문화 인류학 저서 중에서 가장 널리 읽히는 작품 중의 하나이다. 많은 독자들은 셋집과 슬럼가에서의 가난한 삶에 대한 느낌을 지속적으로 받게 될 것이다. 생생한 이야기들은 다른 어떤 확대된 분석적 해설보다 더욱 성공적으로 빈곤 문화에 대한 Lewis의 견해를 전달했다. 이 저서들에서 Lewis가 공공연하게 인류학적인 간섭을 시도한 것은 간단한 서문 정도에 지나지 않는다. 나머지 부분은 모두 다양한 등장 인물들이 "스스로를 묘사하는" 기나긴 내러티브로 할당되어 있다.

하지만 이는 현실이 아니다. 그렇다고 Lewis가 속이고 있다는 뜻도 아니다. Lewis의 저서에서 스스로를 묘사하는 등장 인물들은 Lewis 자신이 고안하고 재구성한 화법과 내러티브를 통해서 스스로를 표현한다. 내러티브는 일관성있고 확대된 텍스트로 편집된다. 문화생활을 하는 그 어떤 누구도 그와 같은 확실함과 정교함을 가지고 이야기를 묘사하는 일은 없다. 마땅히 단편적이고 반복적이어야 할 내러티브가 Lewis의 손에서 끊어진 데 없이 부드럽게 다듬어졌다. Lewis의 내레이터들은 더듬거리거나 우물거리지 않는다. 그들은 줄거리를 잊어버리지도 않는다. 그들은 주제를 갑자기 바꾸거나, 문화기술자에게 이야기하는 것보다 더욱 급박한 어떤 다른 일을 하러 가지도 않는다. 그들은 모두 놀라울 만큼 능숙한 이야기꾼이 된다. 각각의 화자는 독자의 관심을 동일하게 이끌게 된다.

실제로는 물론 Oscar Lewis가 "화자들의" 이야기를 재구성하는 데 있어 상당한 재량권을 발휘했음을 알 수 있다. 편집자의 손은 상당한 권한을 행사하기 마련이며, 그 중에서도 인류학자의 역할은 *창조적인* 편집자이다. 어떤 면에서, 인류학자가 수행한 작업은 주의 깊은 독자라면 눈치 챌 수 있는데, 이 작업은 인류학자가 그 작품 속에서 자신을 드러내 나타내는 것과는 상당히 거리가 있다. 이러한 저서들은 만들어지고 발명된 것임을 우리는 알아차릴 수 있다. 이야기들을 조심스레 정렬시켜 놓은 것은 분명한 기교이다. 내러티브들은 분명히 재구성되었고, 이러한 내러티브들은 지나치게 길고 또

지나치게 "문어적"이어서 한 사람씩 이야기한 것에 대한 실제 필사본이라고 보기 어렵다. 거기에는 즉석에서 말하는 이야기의 특징이라고는 전혀 없다. 그것들은 너무 "매끄럽다." 일상생활 담화는 그보다 유창하지 않으며 덜 문법적이고 덜 이해가능하다.

Crapanzano(1986)도 Lewis와 매우 비슷한 방식으로 진술을 구성하였다. 그의 저서는 상당 부분 남아프리카 백인들의 1인칭 시점으로 이루어져 있는데, 이는 정치적으로는 지배 집단이면서 문화적으로는 침묵하는 집단의 매우 흥미로운 이야기로 구성되어 있다. 이 저서는 현대의 "다의적인(multivocal)" 문화기술지의 예로 분류되고 있다. Crapanzano는 정보 제공자들을 자신의 권위적인 권력 하에 통합시키기 보다는, 각자 자신의 "목소리"를 내도록 하였다. 실제로 Crapanzano는 이 다양한 목소리들을 단순히 기록하고 정렬시키기만 하지 않는다. 그는 개인적인 이야기들을 조합하고 편집하고 다시 쓰기 위해서 묵시적이고 비가시적인 권위적 작업을 상당히 많이 이용한다. 이야기들의 원본, 즉 인터뷰나 Crapanzano와의 대화 같은 것들은 보이지 않게 된다. 각각의 인물은 Crapanzano가 만든 이야기의 단편을 통해 조립되어 만들어지고 직접 독자들에게 보이게 되며, 가끔씩은 Crapanzano가 옆에서 방백을 하기도 한다. 각 인물의 말은 매우 일관성이 있고 설득력이 있는 내러티브로 거듭난다. Lewis와 마찬가지로 Crapanzano는 이렇게 해서 그의 인물들에게 특정한 "목소리"를 부여한다. 각 아프리카인은 그 자신만의 방식으로, 자신이 사는 세계의 영웅으로서 독자를 대면한다. 이것은 인류학자의 권위적 작업이 이루어낸 *결과*이다. 인물은 "기록"되지만 이야기는 "필사"된다.

Oscar Lewis와 Vincent Crapanzano는 다양한 스펙트럼의 한 극단만을 제시하며 반복되는 딜레마에 대한 한 가지 해답만을 제시하고 있다. 정보 제공자의 이야기를 좀 더 일관성 있고 이해하기 쉽게 하기 위해 문화기술자가 편집자적 감시를 해야 하는 정도는 어디까지인가? 이러한 의문은 정보 제공자의 이야기를 인용하고자 하는 모든 질적 연구자가 직면하게 되는 문제점이다. 만약 완전히 꾸밈없는 인용을 한다면, (물론 이것이 완벽하게 가능한 일은 아니지만, 그것은 매우 읽기 어려워서) 그리고 너무 조각조각 나뉘어져 있고, 표준 담화와는 너무 거리가 멀며, 우물쭈물하는 순간과 그 비슷한 현상들이 너무 많아서, 그 내용이나 의견을 거의 이해할 수 없을 것이다. Oscar Lewis의 방법을 채택할 경우에는 원본을 잘 못 표현하고 멋대로 유창하게 만들 위험성이 있다.

화자가 말한 내용을 망설임 없이 문법적으로 훌륭하게 유연한 산문체로 고쳐내는 저자는 텍스트적 변환 작업을 하고 있는 것이다. *말로 표현된* 내러티브는 글로 쓴 담화문의 형태와 관습 하에서 옮겨진다. 즉석에서 말한 자연스러운 이야기처럼 읽혀지는 것은 사실은 매우 관습적인 재구성이나 묘사의 산물이다. 다소간의 표준적인 구두법이나 문단 배치 도구, 각 사람의 말을 줄을 바꿔가며 기록하고 따옴표 안에 인용하는 것 등은 우리에게 너무나 낯익은 나머지 그 존재를 인식하지 못하는 도구들이다. 보통의 독자는, 다른 많은 현대 작업에서처럼, "정상적인" 상황에서 벗어난 경우, 즉 이러한 장치가 없을 때에만, 비로서 이러한 도구의 존재를 인식하게 된다. 문화기술자는 "자연스러운" 담화를 만들어내는 데 있어 이와 동일한 추론적이고 텍스트적인 메커니즘을 이용한다.

또 다른 극단의 방법은 "원본"의 담화를 즉석에서 한 이야기의 특징을 살리는 방식으로 표현하는 것이다. 물론 그러기 위해서 사회과학자는 정교하게 만들어진 관습적 방법을 역시 사용해야만 한다. 방금 설명한 첫 번째 방법이 구어 내용을 텍스트 표시의 "일반적" 재료에 융합시키기만 하는 반면에, 두 번째 방법은 매우 전문화된 테크닉을 사용한다. 최근의 사회학자와 인류학자들은 자연적으로 발생되는 언어를 구체적으로 관찰하는데 집중하는 기타 유사 학문 분야에 관심을 돌리고 있다. 대화 분석, 담화 분석, 내러티브 분석, 그리고 민간 전설(민족 서사시) 등의 특정한 지적인 책무는 그 강조하는 바에 따라 각각 차이가 난다. 그럼에도 불구하고 말로 표현된 언어를 다루는 세부 사항에 있어서 이들은 공통된 기초를 공유한다.

발췌된 언어가 필사본에서 상당히 세부적으로 재현됨에도 불구하고, 그 필사본은 "문자 그대로의" 필사본이 물론 아니다. 그것은 관례적이며 게다가 그와 관련된 관습을 특정하게 사용하는 것은 해석의 문제이고, 독자의 입장에서 구체적으로 답변하고 해석하도록 장려하기 위한 목적일 수 있다. 예를 들어 말로 표현된 언어에 직접적인 관심을 가진 것으로 가장 잘 알려진 사회 언어학자는 William Labov이다. 흑인 영어방언에 대한 Lavov의 선구자적 업적은 언어학자 사이에서만이 아니라 사회학자 및 교육연구자 사이에서도 유명하다. "Logic of non-standard English"(1969)라는 논문은 일관되고 논리적인 사고 과정을 보여주기 위해 비표준 방언이 어떻게 사용될 수 있는가를 보여주기 위하여 많은 인용과 선집으로 묶은 예들로 구성되어 있다. 분석은 한 명의 응답자인 "Larry"의 표현에 크게 의존해서 이루어진다. 인터뷰 중에 Larry는 "죽은 후에는 어떤 일을 겪게 되나"에 관한 생생한 이야기를 들려준다. Labov는 이와 관련된 발췌문을 일련의 명제로 된 고착된 관용적인 표현으로 읽어 낸다. 또한 그는 Larry의 말을 표준 영어 구사자의 말과 대립시켜서 둘 사이의 차이가 단지 어투의 차이일 뿐 아니라 비표준 영어가 *더* 많은 정보와 더 설득력 있는 논리를 제시한다고 주장한다.

아마도 이보다 덜 알려진 것이 Cooper(1984)가 쓴 Labov의 연구에 관한 날카로운 논평일 것이다. Cooper는 설득력 있게 주장하기를, Labov는 자신의 선입견과 관심들이 분석 과정에 주입되도록 허용하였고, 심지어는 Larry가 한 말을 자신의 구두점을 이용하여 치우치게 만들기 까지 했다고 주장한다. 생각해 보면, 기록된 이야기에 첨가된 모든 구두법은 당연히 말투에다 관습적으로 부과한 것임을 알 수 있다. 이는 물론 억양, 진폭, 빠르기, 그리고 끊김 등을 대강 표시해 놓은 것에 불과하다. 자연스러운 어조는 "올바르게" 쓰인 언어의 문법 구성과 일치하기 어렵기 때문에, 표준 구두법을 사용하는 것은 해석의 문제에 놓이게 된다. Cooper는 Labov가 조심성 없이 표준과 비표준 영어의 분석을 미리 판단했다고 주장한다. Lavov는 매우 "감정이입적인" 태도로 Larry의 말을 강조하고 있는데, 이는 자신의 논증에 대한 명백한 타당성을 증진시키고 있다. 이후에 그는 더욱 노골적으로 논리적인 명제로 장식하기까지 한다. 그렇다면 우리는 정보제공자에 대한 명백한 성격을 특정한 텍스트적 관례를 사용함으로써 독자의 입장에서 보는데 영향을 미칠 수 있다고 할 수 있다. 구두점을 어떻게 사용하느냐에 따라 내러티브는 이해도, 일관성, 그리고 친숙성에 영향을 미칠 수 있다.

구두점에 관한 비슷한 논의는 철자법으로도 확대될 수 있다. 음성 필사를 엄격하게 하지 않으면, 사실 음성 필사에 대해서는 대부분의 사회과학자들이 잘못 이해하고 있는 부분인데, 정서법에 관한 온갖 문제에 부딪히게 된다. 다양한 말씨와 어투를 묘사하기 위해 표준 정서법을 사용할 수 있는 한도는 어디까지인가? 이 책에서 이 복잡한 문제까지 다룰 여유는 없지만, 몇 가지의 문제와 딜레마는 짚고 넘어가고자 한다. 첫째, "내부자적(etic)" 필사가 없는 가운데, 기록된 담화를 실제로 해석하는 것은 (a) *독자*의 액센트와 (b) 연구대상자의 액센트에 대해 독자가 지니고 있는 사전 지식에 달려 있다. 둘째로, "표준"과 "비표준" 철자법 사이에는 빈번하게 임의적인 경계선을 그려 넣어야 할 경우가 생긴다. 일상생활의 대화에는 명백하고 모호하지 않은 "I don't know"와 "I dunno," "A-u-Know" 등과 같이 의미적으로는 비슷한 발음 표시는, 두 말할 것도 없이 사이 사이에 매우 세밀한 발음 단계가 있다. 하지만 그러한 경계를 도대체 어디에다 긋는단 말인가? 다소 연속적으로 나타나는 이러한 변이들은 각각 따로 분류된다. 말하는 내용의 상당 부분을 비표준 철자법으로 재현하면, 독자는 그 언어를 이해하지 못하기 십상이다. 원래의 말을 들으면 이해할 수 있는데도 말이다. 더 나아가, 비표준 철자법을 지나치게 사용하면 텍스트에 나오는 인물을 부정적인 모습으로 비치게 할 가능성도 있다.

후자의 문제는 구체적으로 소수민족이나 다른 비표준적인 방언을 사용하는 사람들을 다룰 때 발생하는 위험이다. 이들이 표준 발음으로 말하는 그것을 "필사"하면 분명 많은 것을 왜곡하게 된다. 그러나 이와 동일하게, 많은 경우에는 특정한 허구적인 유형과 연관된 당황스런 효과를 피해야 하는 일이 생기는데, "Uncle Remus"의 이미지를 생각나게 하는 미국 남부 흑인의 표현법, Dickens 소설에 나오는 런던 노동 계층의 말투, 연극에서 흉내내는 아일랜드 발음(stage Irish) 등이 그것이다. 분명, Oscar Hammerstein이 비제의 오페라 〈카르멘〉을 보고, 세빌리아의 담배 공장 대신 미국의 낙하산 공장, 스페인 투우사 대신 흑인 권투 선수를 배경으로 삼아 〈*카르멘 존스(Carmen Jones)*〉를 만들었을 때, 그는 미국 흑인의 "무대"용 언어를 많이 사용했다. 카르멘은 그녀의 유혹적인 *하바네라(habanera)*를 "If I love you, dat's de end of you"로 끝내며, 권투 선수인 Husky Miller는 투우사 노래를 자신의 방식대로 "Stan 'up an' fight until you heal de bell"이라고 부른다.

타자에 대한 부주의한 묘사로 저자는 Preston(1982, 1985)이 "Li'l Abner Syndrome"이라 명명한 상태에 빠지게 된다. Preston은 일부 사회언어학자와 민속학자들이 방언 형태를 문자로 표현하기 위해 관습적인 철자법을 사용한 예를 보여준다. 이것의 일반적인 예로는 sez (says), wuz (was), wun (one) 등의 형태가 있다. Hammerstein이 〈카르멘〉을 개작했을 때 그는 별 근거도 없이 future를 fewcher로 바꿔 썼다. Preston에 따르면 이러한 형태는 "그 말을 한 사람이 촌스럽고 교육을 못 받은 깡패 같다는 인상을 주어 그의 이미지를 손상시킨다(1985, p. 328)." 이에 더 나아가 Preston은 철자법을 바꿔 쓰는 모든 행위는 "인물의 품위를 손상"시키기까지 한다고 주장한다(p. 328).

비표준 언어나 지방/계층 방언을 그대로 쓰는 것은 기록된 언어의 화자가 독자나 문화기술자와는 "다른" 사람으로 표현될 수 있는 한 가지 방법이다. 실제로 글을 읽고 쓰는 사람이 누구인지와는 무관하게, 대부분의 텍스트가 그 독자나 저자로서 글을 읽을 줄 아는 지식층과 그러한 종류의 말과 글을 이해할 줄 아는 사람들을 상정해 놓는다. 독자와 텍스트 속의 화자가 공통점을 지닌다는 것은 말의 내용을 "표준화" 함으로써 암시할 수 있다. Oscar Lewis가 쓴 생애사와 내러티브는 노동자 계층의 방언이나 말씨를 해석해서 표현해 놓지 않았다. 아마도 그 결과로 그 내용이 좀 더 보편화되었을 수도 있다. 또한 평균적인 독자의 눈에 더욱 품위 있어 보였을 수도 있다. 따라서 읽기 불가능한 "연구자적" 재현을 피한다면, 정보 제공자가 "스스로 표현하도록" 노력하는 문화기술자는 여러 가지 결정에 직면하게 된다. 어느 정도의 임의적인 간섭이 불가피하며 이러한 결정을 통해 텍스트 속의 인물이 어떻게 보이는가가 결정된다. 사려 깊은 문화기술자라면 자신이 사용한 언어 표현 방법을 통해 말한 사람이 지닌 "타자"가 어떻게 반영되는가, 혹은 말한 사람을 문화기술자나 독자와 동화시키기 위해서 어떻게 끌어들일 것인가에 대해 주의를 기울여야 할 것이다. 사려 깊은 문화기술자라면 말한 것에 대한 묘사의 차이를 강조하는 대담에서 말한 자를 타자로 확립하거나 연구자와 독자의 정체성을 말한 자의 정체성과 동화시키는 대담에서 말한 자를 일종의 동료로 확립하는 방법들에 민감해야 한다.

5. 장르

장르(genres)는 문화기술지에 대한 가독성과 독자가 적극적으로 뜻을 만들어 나가는 텍스트의 질에 대한 개념을 잡아준다. 그 개념은 주어진 사회세계가 어떠해야만 *하는가*에 대한 기대를 제공하는 측면에서 중요하다. 우리는 관련된 문화기술지를 통하여 다른 사회를, 더 나아가 우리 자신의 사회의 대부분을 이해하므로 사회를 이해하는 양식에 있어서 적절한 규범이 된다. 문화기술지는 주어진 사회 혹은 문화를 단지 기술하는 것만은 아니다. 문화기술지는 특히 하나의 적절한 묘사 양식이라고 주장할 수 있다. 문화기술지의 장르는 독자와 작가에게 그러한 주장을 평가할 수 있도록 하는 모범적인 텍스트들을 제공한다.

연구 논문이나 "문화기술지"는 모두 각기 유일하다. 그것은 특정한 사회 세팅과 사회세계의 측면들을 기술하고 분석한다. 많은 저자들은 큰 범주로 일반화하고 비교하고 이론화하기 위해 노력하지만, 그 작업은 반드시 특정 지역에 기초를 두고 있다. 문화기술지는 저자 개인의 스타일과 감수성에 따라 특이한 형태를 띠게 된다. 잘 알다시피, 문화기술자는 훌륭한 "연구 도구"이다. 더욱이 현장 작업이 최종적으로 혹은 임시적으로 재구성된 텍스트는 작가가 만들어낸 작업이다. 그러므로 이것은 필연적으로 사회학자 혹은 인류학자 개개인의 "문학적" 스타일을 반영하고 있다.

이와 유사하게, 각 연구 논문은 다른 연구 서적들과 중요한 유사성과 친근성을 갖고 있다. 탐구 중인 연구의 지적 영역을 구성하는 "텍스트 상호적(intertextual)" 관계에 있어 다양하게 고려해야 할 차원들이 있으며, 이 관계들은 또한 그 연구를 다른 연구와 관련지어 놓는다. 만일 "문화기술지"를 다양한 원칙을 서로 연결해주는 일종의 상위 개념의 텍스트라고 생각한다면, 문화기술적 글쓰기 장르의 범주에 대해 생각하는 것 또한 당연한 일이다. 그러한 장르는 다양한 기준에 의해 구성된다. 그러나 여기에는 엄격한 구별이 없다. 각 기준에 따라 각 분야는 다른 차별화된 방식으로 구분 지어질 것이다.

다양한 이유에서 "장르"에 관한 문제를 고려해 볼 필요가 있다. 가장 중요한 것으로는, 만약 유사성, 전통, "학파" 등과 관련된 개념이 없다면, 문화기술지는 획일적인 텍스트의 열거가 될 뿐이다. 또한 만일 우리가 일반적인 "문화기술지"의 수사학적 특성에만 골몰한다면, 그것은 당연히 정확성을 잃는 결과를 가져올 것이다. 결국 모든 문화기술지의 뚜렷한 공통점은 전통의 매우 명백한 연속성과 전통들 간의 차이들에 놓여있다는 것이다. 그러한 다양한 형태는 여러 가지 기준, 즉 이론적 기초, 학문적 헌신, 경험적 주체(empirical subject-matter), 국지성, 그리고 민족성에 따라서 읽혀지고 정의될 수 있다. 물론 실제에서 이들은 서로 교차한다. 하나의 해석학적 입장(interpretative turn)으로 쓴 한 미국 문화인류학적 텍스트와 영국의 구조 기능주의자의 논문으로부터 나온 텍스트적 형식과 도구들은 서로 다르다고 말할 수 있을 것이다.

이 분야에서의 장르와 전통에 대한 계획은 아직 미개발 상태이다. 인류학 연구 논문 내에서는 약간의 발전이 있어왔으나 사회학 영역에서는 모두 개발이 되지 않은 상태이다. 인류학 장르의 탐색은 *지역*의 구성에 대하여 특별히 참조하면서, 주체(subject-matter)와 오리엔테이션의 교차에 초점을 두고 있다. 많은 영국인 저자들은 인류학 텍스트와 전통에서 지역주의의 생산물을 기록하기 시작하였다. 그렇게 함으로써, 그들 자신은 인류학 텍스트에 대한 미국 분석가로부터 확연한 거리를 두게 되었다. 영국인 저자들에 의하면 미국 비평가들은 "인류학"에 대하여 일반화되고 본질화된 시각을 만들어내는 경향이 있다고 주장한다. 마찬가지로, 영국인 저자들은 인류학에서의 담화가 "타자들"을 어떻게 특성화하는지에 대하여 많은 단언을 하고 있다. 그리하여 그들은 "타자들"이 정의되고 기술되어온 특정한 방식, 특정한 지역과 지방의 전통이 생산되고 재생산되는 방법을 조사한다. "순수한" 텍스트적 비평에 비추어 본다면, 현장 작업의 경험은 "서구의" 관찰자와 외국의 "타자" 사이의 대화, 혹은 대면이라고 할 수 없다. 만난 사람, 혹은 현장 조사에서 만난 주인공이라고 해야 더 나은 그 사람은 텍스트적 전통에 의해 이미 만들어진 지적 내용물 안에서 서로 관련되어 해석된다. "지역적 전통은 타자들에 의해 이미지적으로 만들어진 "현장"속으로 "연구를 수행하는" 문화기술자가 들어오는 것에 영향을 준다(Fardon, 1990a, pp. 24-25). 여기에서 "그 현장"은 텍스트적 특징에 의해서 전적으로 결정됨을 암시하는 것이 아니라, 그것이 영향을 준다는 커다란 증거가 된다는 것이다.

Fardon(1990b)이 여러 지역에 관하여 수집한 설득력 있고 철저하게 기록된 많은 에세이들 중에서, 지역 전통에 대해 매우 특별한 형태를 보여주는 것이 여러 개 있다. 그 예로 Strathern(1990)은 태평양 남서부에 위치한 멜라네시아섬이 부재(absences), 반전(negation), 그리고 도치(inversions)에 관한 문헌에서 어떻게 정의되었나를 보여준다. James(1990)는 수단과 에디오피아에 관한 글쓰기를 인상 깊게 비교하였다. 이 두 인접 지역은 명확하게 매우 다른 텍스트적 전통을 갖고 있다. 수단 사람에 관한 자료는 현대 인류학 발전의 중심에 있어 왔다. 이와 비교하여 에디오피아는 스타일에 있어서 진기하고 인상적인 것을 유발시키는 "동양주의자" 적인 보고서로 그 특징이 두드러져 있다. 인류학적 기준에서의 많은 타자들처럼, 이러한 예는 또한 지역 혹은 다른 전통을 정립하는 개인 저자들에게 중요한 것을 제공한다. 수단 사람에 대한 문헌은 Evans-Pritchard를 인스피레이션과 모델로서 존재하게 한다(비교. Geertz, 1983, Evans-Pritchard 특유의 스타일에서). 그 대가로 그가 학과장으로 재직하고 있었던 옥스퍼드 학과는 그의 특유한 스타일을 제도화시키고 합법화시켰다. "아프리카" 에 대한 영속적인 표현과 견해들도 탐구되었다(Tonkin, 1990; Werbner, 1990; Parkin, 1990). 하부 사하라 아프리카의 지역화는 제도적이고 실증적이고 이론적이고 수사적인 경향들이 교차하는 환상적인 역사이다. 요점은 인류학이 지역과 문화 영역으로 세계를 독단적으로 서로 다르게 구획 짓는다는 것이 그리 간단치 않다는 것이다. 또한 인류학은 한정된 특징과 표식을 가지고 세계를 탐구한다. 그러므로 개별적인 "부족" 혹은 "사람" 뿐만 아니라, 구조적 혹은 문화적 관습으로 제한된 영역이 실재하느냐 혹은 부재하느냐에 의해서 중요시되고 구별된다. 또한 물론 인류학에 의해서 연구된 이 "세계" 는 일반적인 세계와 동일하지 않다. 그 세계는 별도로 표식화되고 가치화되었다. 어떤 지역은 과거와 최근의 책들로 꽉 차 있어 중요한 의미를 갖고 있다. 다른 지역은 중요성이 거의 밝혀지지 않아 의미가 없거나, 혹은 뒤늦게 "삽입되어 채워진" 지역이다. 그 예로 Gilsenan(1990)은 "우리 학생들에게 남부 수단은 중심이고 이집트는 변방이다. 뉴기니는 생명력이 있지만 레바논은 죽음의 공간이다. 이 중동지역은 사실상 더 이상 부재하는 변방이 아니라고 나는 생각한다" (pp. 226-227) 라고 하면서 자신의 인류학 연구로의 진입을 명확히 밝히고 있다.

Fardon의 수집물이 그 자체로 저자들이 대면하는 분류상의 도해에 의해 제한되어진다는 것은 아이러니이자 동시에 신비를 밝히는 것이다. 이것은 수렵인/채집인(사하라 하부 아프리카와 멜라네시아; 아시아)을 "표준" 분류와 유사성을 가지고 내용을 명백하게 정리한 것이다. 또한 텍스트에 부재한 것으로 나타난 것은 북부 혹은 중앙 유럽, 지중해, 북극 하단의 아메리카이다. 수렵인/채집인의 범주는 이를테면, 시골 혹은 도시의 인구 집단과 비교되지 않는다. 영국의 그 어떤 것이나 그 어떤 사람에 대해서 영국인 저자가 쓴 것은 단 하나도 없다. 사실상 이것은 "적합한" 인류학과 그 장르들에 대한 비평인 만큼 축복이기도 하다. 비판적 반성은 인류학을 쇠퇴시키기보다 오히려 그 영역을 유지시킨다. 저자들은 영국 인류학의 심각한 특징인 배타성을 암묵적으로 기술하고 있다. 이들은 미국의 텍스트 비판을 일부 후원하고 있다. 비록 제한된 통찰력을 가지고 이들을 칭찬할지라도, 이들은 자신을 "동양인"과 같은 "타인들"로부터 거리를 두려고 애쓰고 있으며, 자신들의 지적 계통에 대한 자서전적, 생애사적 설명으로 빠져들고 그들이 탐구하는 인류학적 기술처럼 "부족적이고" 씨족적이고 배타적이다.

지중해 지역에 관한 문화기술지는 사실상 장르와 지역화에 대한 비판적인 반성으로부터 나온 것이다. 지중해의 "문화 지역"을 정의한 특성들, 예를 들면 명예와 수치로 구성하는 것은 적어도 그 지리적 영역에 관심을 가진 저자들에 의하여 면밀히 검토되었다. 가장 유명한 것은, Herzfeld(1984, 1987)가 "지중해"와 "그리스"를 구성하기 위하여 그동안 사용되어 왔던 "문학적" 전통과 주제들에 상당한 관심을 부여한 것이다. 또한 Galt(1985)의 "지중해"에 관한 것을 보라. 그럼에도 불구하고, "지중해"는 인류학과 글쓰기에 대한 비판적 평가에서 상당한 관심을 받은 인류학적 영역에 속해 있다. 지중해는 그 자체의 특징, 장르를 확인할 수 있는 특징 중 가장 잘 알려진 "명예와 수치"는 텍스트의 중심 사상을 형성하고 그 자체의 "다른 것"을 정의하고 있다. 그리스와 헬레니즘의 구성에 관한 Herzfeld의 작업은 훌륭한 문헌 고찰을 제공하고 있으며 그리스에 관한 인류학적 진술들의 수사법을 탐구하고 그리스로부터 헬레니즘을 정의하려는 시도를 하고 있다. 주변화에도 불구하고, 그리고 아마도 주변화 때문에도, 지중해에 관한 인류학은 인류학의 소우주(microcosm)를 제공하고 또한 불만도 제공하고 있다. "켈트족"에 관한 비슷한 이슈는 McDonald(1989)와 Cunninghan(1989)을 참조하시오.

인류학자들이 자신이 속한 학문의 텍스트적 견해들을 혼합하면서, "지역"과 "장르"를 함께 고려해야만 한다는 것을 깨닫는 것은 놀라운 사실이 아니다. 이와 똑같이 사회학자들이 이러한 이슈들을 비교적 무시했다는 사실은 놀랄만한 것이 아니라, 오히려 후회해야 할 일이다. "문화기술지" 그 자체를 하나의 장르로 취급하는 것은 쉬운 일이다. 여러 가지 목적에서 이는 유용한 범주화이다. 사회학문 내에는 장르와 유형들을 생산해 낸 명백한 텍스트적 전통과 관례가 있다. 그런데 아직까지도 이 다양성을 정돈하고 기술하려는 체계적인 시도가 거의 없었다. 그 작업은 이 책의 범위를 넘어서는 일이다. 이는 그 자체로 하나의 책을 필요로 한다. 그럼에도 불구하고 일부 간단한 관찰들을 이곳에서 지적하고자 한다.

가장 영속성있는 문화기술적 전통과 신화들 중의 하나는 도시사회학의 시카고

학파이다(Blumer, 1984; Harvey, 1987). 다양한 원천으로부터 우리는 시카고에서 문화기술적 글쓰기를 개발할 때 문학적 비교와 영향이 있었음을 알고 있다. 사실주의적 픽션의 문체적 전통은 초기 시카고 문화기술지 형식에 많은 영향력을 행사하였다. 이것 역시 도시 그 자체가 장르를 위한 맥락이자 주체가 되었던 "지역화" 장르이었다. 그러므로 도시 시카고는 원형적인(archetypal) 의미가 주어지는 도시 세팅들 중의 하나로서 다른 인류학적 연구 지역과 어느 정도 유사하다.

시카고 원자료에 대한 텍스트 분석을 할 기회와 필요성이 남아있다. 즉 시카고에 대한 불후의 이미지가 어떻게 생산되었는가? 도시 사회학의 풍부한 생산은 시카고에 대하여 일관성있고 특수하고 부분적인 버전들을 재생산하였는가? 문화기술자의 진술을 형성하고 안내한 수사법들은 무엇이었는가? 이런 종류의 분석은 도시에 대한 비유적 특성화, 즉 Thrasher의 "정글"에 대한 로맨틱한 사상; Hughes의 조직에 관한 메타퍼; "프론티어"에 대한 반복적인 공간적 메타퍼; 중심을 공유하는 "영역"(concentric "zones")의 고전적 특성화 등에 대해 탐구할 것이다. 연구 논문을 읽는 독자는 저자마다 사용한 스타일이 있는 도구들에 의해 놀라게 될 것이다. "도시"가 소개되고 거리가 해부되고 골목이 해부되어진다. 독자들은 스스로 같은 루트를 반복적으로 재추적하는 것을 발견하게 된다. 시카고 사회학도들은 이러한 특징적인 흔적들에 익숙해졌다. 각 저자들은 "자연적인 영역들"을 구분 짓는 주요 통로들로 독자들을 이끌고 갔다. 도시 탐구의 텍스트들은 거리, 공원, 구역 등 도시의 외관을 안내하는 목록들로 둘러 싸여 있다. 시카고 사회학의 독자는 같은 거리들, Dearborn, Van Buren, State를 반복적으로 돌아다니게 될 것이다. 이들은 반복적으로 "The Loop" 그리고 다른 비슷한 단골 장소로 되돌아올 것이다.

전통적인 시카고 문화기술지의 "견해"는 움직이는 것이다. 관찰자와 독자는 어떤 한 지점에서 휴식하고자 하는 것이 아니라, 거리와 동네들을 오가면서 볼거리와 거주민들을 구경한다. 이와는 아주 다른 대조는 도시 문화기술지의 "Street Corner" 장르이다. 언뜻 보면 이 두 개의 도시 사회학은 매우 유사해 보인다. 사실상 이들은 내용에 있어서 유사한 것이 무척 많다. 그러나 Street Corner 연구는 도시 장면의 다른 버전을 쓰고 있다. 이는 거리, 구역, 그리고 코너와 같은 하나의 지역에 기초를 두고 있다. "도시"는 다른 실재 혹은 현실이고, 텍스트는 그들의 주체에 관하여 매우 다르게 소개하면서 탐구하고 있다. 문화기술지라는 바로 그 명칭은 장르의 이러한 측면을 포착하고 있다:

Street Corner Society(Whyte, 1981); The Street Where I Lived (Williams, 1981); Tally's Corner(Liebow, 1967); Hard Living on Clay Street(Howell, 1973); A Place on the Corner(Anderson, 1978); Hunter's Point(Hippler, 1974). 이들과 같은 작업에서 "국지화(localization)"와 장르에 대한 주제적인 강조는 초기 연구와는 미묘하게 그러나 기본적으로 다르다.

초기의 장르는 관찰자와 독자를 대조적인 방식으로 소개하고 국한시켰다. 초기 시카고 연구 논문은 거리를 따라서 도시를 거닐었고 거리 사이 사이를 거닐었다. 그 견해는 걷는 여행과 같다. 비록 텍스트가 도시라는 것에 견고하게 국한되었을지라도, 이는 결코 쉬려고 하지 않았다. 하나의 시간과 장소에 머물 필요가 없었다. 반면에, "Street Corner" 문화기술지는 관찰자와 독자가 함께 아주 특정한 지점에 머물도록 한다. 시선은 시카고 탐험자들이 지닌 유랑적인 면밀함을 지니고 방랑하는 것이 아니라, "그 지점"에 관해 내레이터가 보여주는 친밀하고 국한된 견해이다. 반면에 초기 시카고 연구는 거리, 이웃, 쿼터, 그리고 많은 거주자들에 대한 다양한 도시적 전망을 전형적으로 소개하고 있다. 그러나 후기 장르는 연구에 대한 자서전적 입장에서 주제를 전형적으로 소개하고 있다. Liebow나 Anderson의 스타일에서 저자들은 우리에게 그들이 어떻게 *그곳에* 가게 되었는지를 특징적으로 말해 주고, 왜 그들이 그곳에 머무는지를 말해준다. 독자와 문화기술자는 함께 서로 직접적이고 즉각적으로 근접하여 물리적인 장소 그 자체로 이끌려 들어간다. Hammersley(1991)는 Hannerz(1969)를 이용하여 비슷한 점을 묘사하였다. Soulside의 연구 논문에서 저자는 독자와 내레이터가 함께 특정한 지점(Winston St., Washington, D.D.)에 위치하도록 자서전적 스타일을 이용하고 있다. 이 묘사적인 소개는 연구를 위한 지역을 정확하게 묘사하는 특정한 것들을 포함하고 있으며, 동시에 이 곳을 전형적인 황폐한 도시적 장면으로 확립하고 있다. 따라서 이 두 가지의 유형에서 "urban"은 아주 다르게 구성되고 있다. "도시(city)"는 각각의 텍스트에서 "똑 같은 것"이 아니다. 각 사례에서 도시 세팅은 제유(synecdoche)의 수단으로서 표현되었다. 각각의 스타일은 도시 전체를 대표하는 다른 부분들을 선택적으로 보여주고 있다.

물론 시카고와 다른 미국 도시들만이 지역화 된 장르의 사례를 구성하고 있는 것은 아니다. 영국 또한 특정한 지역 또는 국지화하는 전략을 연결시키는 다양한 양식의 실증적 전통을 이어왔다. 그 하나는 "지역사회" 연구에 관한 (물론 특별한 영국만이 아닌) 전통으로 눈을 돌릴 수 있는데, 런던 동부와 같은 세팅의 전형적인 위치를 인정할 수도 있다. Bethnal Green은 영국 도시의 노동자 계급 지역사회에 관한 위치를 확보하였는데, 이는 학자적이고 유행적인 글쓰기로부터 유래된 강력한 이미지를 상기시키고 있다. 특별히 시카고와 같은 사회학적 노력과 신화라는 장면이 영국에 없었다는 것은 흥미로운 일이다. 지역사회 연구 기관은 런던의 작은 부분에 초점을 두었으나, "런던" 도시 사회학의 일관된 전통을 지니지는 못하였다. 이와 마찬가지로 영국 섬에 있는 다른 작은 도시들이 연구의 대상이 되었으나 "국지화된" 장르로서 등장하지는 못하였다. 즉 Glasgow(이미지와 언어외적 의미 모두를 포함한), Cardiff("Tiger Bay"에 관한 모든 신화), 혹은 Manchster(엥겔스의 모든 유산 또는 사회학과 인류학의 최근 개별적인 연구들)는 사회학적으로 복합된 텍스트적 형태를 갖추지 못하였다.

런던시의 동부를 저술로 재구성한 것은 "문자화된 지역사회"로서 매우 성공적인 표준적인 글귀(어구)를 제공하였다. 인류학 문화 영역들의 본질적인 차이와 마찬가지로, 런던 동부 사람들은 "전통적인" 노동자 계급으로서의 특성들을 제공하고자 만들어졌다. 확대된 친척관계, 모계 가족들, 상호 의무에 대한 복잡한 교환 네트워크에 관한 반복되는 주제들은 인류학자들이 정의하는 "특수성"과 "다른 것 (otherness)" (Young & Wilmott, 1957)에 대한 특성들을 정의하는 것과 같다. 런던 동부는 부정적 느낌만 아니라면, 구상력이 풍부한 텍스트로서의 영향을 계속 발휘해왔다. 같은 지역에서의 가족과 건강에 관한 Cornwell의 연구는 초기의 연구들이 이를 신화적으로 해석한다고 주장하면서, 지역 주민들에게 맞는 버전 중의 하나로 로맨틱한 주제와 이미지들로 재정립하였다. 그들 스스로 자신들의 과거를 "지역사회"에 대한 로맨틱하고 이상화된 이미지를 참조하여 신화적으로 해석될 수 있다. 그러나 이와 동등하게, 그들은 또한 그러한 로맨틱한 반응들에 반하는 그들 일상의 상황에 대한 대안적 진술과 이미지들로 구성될 수도 있다(Cornwell, 1984). 최근에는 Hobbs가 런던 동부를 강력하게 *지역화된* 개념으로 다시 교체하였는데, 이는 다양한 "전통적인" 이미지들이나 장르의 구성들(Hobbs, 1988)과 함께 공명하면서 저항하였다.

이것은 영국의 글쓰기가 장르의 문제에 영향을 받지 않았다는 것을 시사하는 것이 아니다. 그것과는 거리가 멀다. 만약 특수하게 국소적이거나 혹은 지엽적인 장르들이 희박하다면, 장르의 다른 범주들과 텍스트간의 관련성은 매우 강력한 것이다. 아주 강한 문화기술적 글쓰기의 전통은 주제들이 계급과 지역을 교차하는데서 존재한다. 근대 영국의 도시 사회학과 인류학 연구자들은 학술적, 문학적, 그리고 다른 자료들로부터 "계급 이미지(class-imagery)" 에 관한 어떤 영향에서 결코 벗어날 수 없었다. 노동자 계급 "사회" 와 이들의 사회조직과 가치들에 관한 글쓰기는 사실주의적 픽션, 기록 보고서, 그리고 사회과학 내에서 중요한 요소가 되어왔다. "지역사회" 와 "거리" 는 대중 관찰의 "Worktown" 으로서든지 "Ship Street" 혹은 "The Classic Slum" 으로서든지, 현대와 다음 시대의 연구자들 모두에게 상상과 전통으로 제공된다. 물론 이미 말한 바와 같이, 이들은 도시 지역사회 혹은 빈민가를 연구하는 북미 연구자들과 많은 유사성을 가지고 있다. 그러나 계급의 지속성에 대한 개념은 미국보다 영국에서 더욱 강했는데, 미국은 장소에 관한 의식에 더욱 몰두하였다. 이들 각각은 "타자(the other)" 에 관한 견해와 "차별성" 에 관한 견해를 교환한다. 북미 텍스트에서는 각각의 지역성이 다른 지역성과 차이가 있어 구분되는 관점으로 나타나고(흔히 민족성뿐만 아니라 영토적 경계선의 관점에서도) 있다. 영국의 텍스트에서는 계급의 다양한 차이와 계급의 분파들을 보다 많이 이용하고 있다. 영국인들은 계급 간, 그리고 계급 내의 차이에 대한 세밀한 부류에 더 많은 관심을 갖고 있고, 미국 연구자들은 그들이 선택한 지역의 문화적 특성의 견지에서 논의를 구성하려고 한다. 예를 들자면, "슬럼" 에 대한 사회적 질서에 대해 연구한 Shuttle의 보고가 전형적 사례인데, 그는 자신이 선택한 "현지" 에 대해 영토적이고 민족적인 구분을 강조하면서도, 영속성과 안정성을 설명하고 있는 "지역문화" 의 중요성을 중점적으로 다루었다(Shuttle, 1968).

장르를 구분하는데 있어서 다른 주목할 만한 차원들이 있다. 그것은 이론적, 방법론적인 변이들과 밀접하게 관련된 지식 영역에서 세대적인 차이를 포함하고 있다. 비록 문화기술적 전통 내에서는 중요한 영속성들이 있을지라도, 시간에 따라 변화하는 것들이 있다. 많은 "고전적" 문화기술지들을 현 시대의 예들과 비교했을 때, 이들은 매우 기이하게 여겨진다. 오늘날의 연구자들은 초기 시카고 연구 논문의 스타일을 따른다면(그들이 비록 획기적일지라도) "비판없이 해낼 수 있을 것" 이라고 아무도 예상하지 않는다. 세계화되고 일반화된 이야기는 더욱 특별하고 선택적인 이야기를 설정한다. 특정화된 분야의 연구에서 스타일과 주제 문제는 미묘하면서도 그러나 매우 의미있게 변화되어 왔다. Van Maanen(개인적 대화, 1990)은 자신의 경찰에 관한 연구 분야에 관해 "처음 경찰에 대해 연구한 세대는 도시 경찰의 폭력, 불성실, 인종차별주의자에 대한 주제를 적극적으로 연구하였고, 두 번째 세대는 평범한 일상의 무미건조한 주제를, 세 번째 세대는 이전에 이미 일반화되었던 것들에 대하여 내적으로 다양성 있는 주제들과 맥락적 특수성을 연구하였다" 고 언급하였다. 초점이 변화한다는 것은 이론적인 그리고 방법론적인 발전을 반영한다. 각기 새로운 스타일은 각 연구 세대의 새롭고 특별하고, 심지어는 유일하기까지 한 기여에 대한 경계를 설정한다.

장르란 비록 이것이 지역적인 것이든 혹은 주제적인 것이든 혹은 일차적으로 학문적으로나 이론적인 관점에서 유래되었든 간에, 각 문화기술지가 읽혀지고 쓰여지는 강력한 틀이다. 많은 연구 저자들이 제시하였듯이, 지적 전통들이란 그들 특유의 저작물들에 의해 주목받고 특성화되어진다. 우리가 어떤 문화기술지를 보았을 때, 우리는 수많은 전통과 영향을 반영하고 있는 연구들을 발견할 수 있다. 연구 저자들이 그것에 대해 의식적으로 알아채야 할 필요는 없다. 연구 저자들의 텍스트를 읽는 것이 분석적 목적을 위해서라면 연구 저자들의 의식이나 이해는 크게 관련이 없고, 비판적이고 성찰적인 학문의 개발을 위해서라면 이들은 보다 중요하게 된다. 텍스트 작성에 영향을 미칠 수 있는 일반적인 전통에 차이가 있는데, 학문, 이론적 방향, 그리고 주제 내용 모두가 그들 부분과 관련된다. 문화기술자가 의식적으로 스타일을 조작하거나 실험하지 않는 한 "당연하거나" "적절한" 것처럼 보이는 방식에서 글쓰기를 하기 쉽고, 또 그렇게 한다는 것은 그 영역에서 이미 읽은 것들과 멘토들의 지침과 사례, 그리고 명성있는 고전적 텍스트들을 끌어 모으는 것이다. 그런 의미에서, 문화기술지는 완전히 "상호 텍스트적" 이 된다. *그러한* 사회세계에 대한 이야기는 *다른* 사회세계에 대한 문화기술적 진술에 의하여 중개된다. 각 저자는 자신의 개인적 스타일과 그 "현장" 에서의 특정한 경험뿐만 아니라 "문헌" 에 대한 독서도 문화기술적 작업으로 끌어들인다. 각 연구 논문(혹은 어떤 텍스트들)은 일종의 *브리콜라쥬(bricolage)이다.* 학문적이거나 일반적 주제들과 요소들은 각 개인 연구 저자에 의해 다시 조립되고 배치된다.

이와 동일한 이슈가 문화기술적 텍스트의 *읽기*에도 영향을 미친다. 읽기는 적극적이라는 것과 텍스트의 "수용" 이란 읽혀지는 것에 대한 독자의 해석의 결과라는 사실을 주장하는 것은 평범한 것이다. 그러나 그것이 "저자" 를 모든 실제적이고 이론적인 목표를 위해 아주 풍부하게 재현하는 것 그 이상으로서, 텍스트와 텍스트의 수용 간의 완전히 불확실한 관계임을 의미할 수는 없다. 독자와 저자들은 생산과 수용을 안내해주는 문화적 지식과 가치들을 서로 다양하게 공유한다. 그것은 우리가 학문과 같은 지식의 집합체를 다룰 때 특히 자명해진다. 비록 각 개인 학자가 가지고 있는 텍스트의 전문적 지식체가 유일하더라도, 동일한 연구 영역에서 문화기술지 연구자와 독자의 이해는 당연히 높은 수준의 공유된 이해를 가진다고 추정할 수 있다. 따라서 내가 처음 문화기술지를 읽었을 때라도 나는 소박한 독자가 아니다. 나는 나와 관련된 관습과 실무들에 대한 나 자신의 이해(비록 이러한 이해의 대부분이 암묵적이지만)에 비추어 읽게 된다. 나는 동일한 특질을 가지고 읽는 다른 연구자의 텍스트와 비교하기 위하여 심미적인 판단을 이용하는데, 심미적인 판단 또한 매우 암묵적이다. 그러므로 "문화기술지" 에 대한 우리의 이해를 구성하는 읽기와 쓰기에는 복잡한 망이 존재하며, 사회세계에 대한 복잡한 망도 존재한다.

6. 대안들

사회과학을 포함하여 인간과학을 탐구하는 학자들은 자신의 글쓰기에 대해 더 이상 무관할 수만은 없다. 표현의 텍스트성 그 자체가 문제라는 사실은 우리 현대의 지식 상태와 필수불가결한 관계에 있다. 우리는 텍스트는 모두가 *관습적이다*라고 하는 정도까지 점차적으로 인식하게 되었는데, 여기에서 텍스트란 "픽션," "사실," "산문," "시," "문학," 혹은 "과학" 모두를 아우르고 있다. 언어는 세계가 경험되거나 표현될 수 있는 투명한 매개체가 아니다. 말하기뿐만 아니라 쓰기도 표현에 대한 특권적이고 중립적인 메커니즘을 준비하지 못하고 있다. 오히려 언어는 언제나 "불완전"하다. 언어는 우리로 하여금 물리적 세계와 사회적 세계에 대하여 완벽하게 기술하도록 하지 못한다. 텍스트가 아주 "사실적" 혹은 "실제적"인 것으로 나타날지라도, 이는 그것을 만들어내는 사람과 그것을 읽는 사람이 경험한 읽기와 글쓰기의 관습에 불가피하게 의존하게 된다.

우리는 읽기란 적극적인 추구 행위라는 것을 깨닫도록 강조해왔다. 독자는 단어들로 기술되어 있는 것보다도 더 많은 것들을 읽어내면서 텍스트를 *이해하게 된다.* 이러한 관점은 훌륭한 문화기술자에게는 놀랄만한 사실이 아니다. 문화 인류학자, 상징적 상호작용주의자 혹은 민속방법론자들에게는 매우 진부한 내용이다. 사회학과 인류학에서의 해석적 혹은 해석학적 경향은 다양한 철학적, 이론적, 방법론적 영감들에 뿌리를 두고 있다. 그렇지만 이 관점은 의미에 대한 기본적인 특성, 그러나 문제가 되는 특성에 대해서도 말해 준다. 이러한 특성이란 구어나 문자어의 "의미"란 "단어들 내에" 고정된 것이 아님을 깨닫게 해준다. 즉 의미는 고정된 것이 아니며, 화자와 청자 혹은 독자와 텍스트 간의 상호작용에서 과정적으로 나타난다.

묘사 작업에 대한 이러한 자의식적 인식에 기여한 현대의 여러 가지 지적 경향들을 살펴보면, 해석학, 후기 구조주의, 그리고 포스트모더니즘이 있다. 이 모든 이론적인 경향들은 이 간단한 책에서 검토할 만한 과제가 아니다. 이들을 정의할 시도조차 할 수 없는데, 그 이유는 용어들을 정의하고 사용하는 것이 각 학문마다 서로 아주 다양하기 때문이며, 심지어 해설자들 간에도 다르기 때문이다. 더욱이, 비록 일부 학자들이 그러한 다양한 이론적 경향으로부터 전격적인 지적 영감을 발견한다고 할지라도, 또 다른 학자들은 그와 대립되거나 모순되는 다양한 입장들을 찾아낸다. 따라서 오히려 현대사상의 흐름을 강요하고 정의하려 하기 보다는, 어떻게 하면 이러한 사상들이 사회학과 인류학에서 문화기술적인 상상을 유발시켰는가 하는데 대한 윤곽을 그리고 탐구하는 것이 더욱 유용할 것이다. 이러한 논의에 있어서 다양한 주제들은 이미 알려져 있다. 그것에는 학술적 텍스트의 확실성과 권위에 대한 근본적인 회의를 포함하고 있으며, 절대적인 "진리"와 이성의 추구에 대한 반대, 학문적인 "대상(subjects)"과 인간적 "대상" 간의 지적이고 도덕적인 차이에 대한 부정, 전체화하는 이론(totalizing theory)(역사적으로, 마르크시스트, 사회학적으로)에 대한 "거대" 내러티브들에 대한 의심이 포함되어 있다. 긍정적으로 강조하는 편에서는 "즐겁고" 단편적인 텍스트들을 선호하게 한다. 텍스트 아래에 숨겨진 의미에 대한 "신중한" 추구는 모방작품이나 아이러니와 절충적으로 융합된 "피상적인" 스타일에 절충적으로 융합하는 것으로 대치되었다. 그러나 이렇게 융합된 작품은 최근의 현상이 아니라는 점에 유념해야 할 것이다. Duff(1935)는 카프리 섬에 관한 새로운 현장 작업을 수행하기 위해 떠나기 이전에, Vladimir Chernichewski 교수가 쓴 것에 기초하여 런던 근교에 대한 가짜 인류학적 보고서를 작성하였다.

인류학에 대한 이러한 생각과 이와 유사한 견해들이 주는 충격은 경악할만한 것이었다. 그것은 당시 학문 내에 위기가 다가왔다는 분명한 증거이었다. 비록 미국 문화인류학에서 뿐만은 아니었지만, 특히 미국 문화인류학에서는 더욱 큰 위기로 다가왔다. 여기서는 적어도 비평가들의 입장에서는 무엇보다도 우선 그 유명한 "현대성"의 이분법과 확실성을 찬미하는 담화이었다. 모든 문화를 상대화시킴에도 불구하고 인류학은 학술적 글쓰기에 대한 최고의 사례로 대표될 수 있었다. 이는 문화기술의 대상과는 대비되는 것으로서 문화기술자가 지니는 지적이고 도덕적인 권위가 보장받는 곳이 되었다. 십여 년에 걸쳐 인류학자들은 그들의 지적인 곤경에 대해 성찰하고 심지어 고민까지 하게 되었다(Spencer, 1989).

인류학적 담화는 암묵적으로 특권을 주장함으로써 (이것은 논쟁이 되고 있으나), 모던의 승리, 그리고 서양의 승리라고 알게 모르게 주장하고 있다. 어떤 점에서 보면, 모던 인류학은 "포스트모더니즘"의 어떤 것을 공유하고 있다. 포스트모더니즘은 19세기 학문의 거대한 내러티브를 부정한데서 탄생하였다. 포스트모더니즘을 설립한 사람들은 한 때는 영웅들이었으나, 지금은 때로 그것의 본래적 신화의 악역이 되고 있는데, 이들은 진화적인 사회 이론에 대한 거대하고 포괄적인 도식과 인간과학에 대한 백과 사전적 분류보다는 스케일이 작고 국지적이고 동시대적인 작은 내러티브들을 선호한다. 사회와 문화들에 대한 개별적인 기술이 보편적인 생각을 보충하거나 대치해주고 있다. 그러나 아직도 비평이 이어지고 있는 모던 인류학은 "우리"와 "타자"라는 이분법에 기초한 규모가 거대한 내러티브의 텍스트적 관습과 지적인 스타일로 수행되고 있다. 이국적임과 색다름이 갖고 있는 "미개하고" "원시적인"이라는 함축성은 없어졌으나, 아직도 이들은 서양에 의해서 "발견"되어 탐구되기를 기다리는 낯선 미지의 분야로 남아있다.

여러 가지 출처로부터 나온 비평들이 제시되고 있다. 문화기술적 시선의 역사는 시간을 뒤로 되돌려 놓았다. 반면, 한 때의 역사는 이 시대의 주요한 인물들, 즉 말리노프스키(Malinowski), 보아스(Boas), 그리고 그들과 밀접한 학파들에 의해 시작되어 종말을 고했고, 지금의 역사는 "모던" 영역과 가까이 인접하고 있다. 그러므로 Todorov(1984)는 유럽인들에 의한 미국의 "발견" 그리고 "타자"로서 거기에 사는 거주자들의 해석을 쓰고 있다. 마찬가지로 Said의 영향력 있는 업적은 서구 유럽인들의 조사와 탐구를 통한 근동이나 중동에 있는 "동양"에 대한 담화적 산물을 설명하고 있다(Said, 1978). Said가 논한 "오리엔탈리즘"은 "차이(otherness)"는 고정되고 "타자(the other)"를 이용하는 텍스트적 관습이자 마음의 틀이다. 침묵과 미지라는 은유가 존재하는 근원은 타자를 위해 이야기하는 사람인 문화기술자에 의해서 부여된 것이다.

이러한 관점에서 보면 소위 그 문화기술자와 Alter 사이의 만남은 대화를 통해서가 아니다. 문화기술자는 우세한 의견을 가진 사람이다. 문화기술지는 문화기술자의 "관점"에 의해서 결정된다. "원주민"과 그들 이야기에 대한 모든 해석은 연구에서 Bakhtin(Said, 1981)이 소위 "독백적"이라고 부르는 것으로 존재한다. 이는 특권을 가진 내레이터의 의견에 의해 지배되는 것이다. 마음의 태도와 이것이 만들어내는 텍스트는 "숙고적"이다. 문화기술자는 탐구의 대상으로부터 떨어져 나가게 된다. 그러므로 "전통적인" 문화기술지에 대한 비평으로 텍스트에 대한 분석과 해석을 더욱 보편적인 논리학과 인식론적 조건들과 혼합하게 되었다. 전성기를 거쳐 자만한 학문으로 자리매김한 " 문화기술지 "는 고전 인류학의 윤리적이고 지적인 관점을 나타내고 있다. 그러므로 문화사회 인류학의 문화기술적 담론에 대한 텍스트적 분석은 학문이 앓고 있는 심각한 병에 대한 하나의 증상이다. "타자"와의 만남으로 인류학은 묘사에 대한 동시대적 비평에서 가장 엄격하고 풍부한 영역으로 여겨지게 되었다. 그렇다고 인류학만이 유일한 것임은 결코 아니다. 사실상, 모든 인간과학은 같은 종류에 대한 비판적 반영에 영향을 받기 쉽다.

문화기술적 텍스트에서 "타자" 에 대한 묘사는 Dwyer(1982)가 지적한대로, 인류학에서 상당히 비중있는 특징이 되었다. McGrane(1989)은 문헌에서 "타자" 의 역사를 추적한 저자들에 속한다. 그는 연속되는 세 가지 종류의 지적인 시기에 "타자" 가 어떻게 구성되었는지를 기술하고 있다. 각 시기는 다른 기준과 조화를 이루면서 "차이" 에 관한 대조를 만들어냈다. 르네상스 시대의 담화에서 보편타당하고 윤리적이고 지적인 틀은 종교였다. 비유럽 이방인은 "이단자", "이교도", 그리고 악마적이란 단어로 코드화되었다. 18세기의 계몽 사조에서 타자에 대한 핵심 특징은 "무식함" 과 "미신" 이었다. 모던 인류학이 탄생한 19세기에는 " 원시적 "이라는 것이 "개발" 과 진화론적인 시간에 기초를 두고 코드화 되었다.

물론 "모던" 문화기술지에 대한 이러한 비평은 정치적, 윤리적, 그리고 인식론적인 결과를 초래하였다. 현대의 많은 관찰자의 관점에서 보면, 이들은 인류학 학문 그 자체를 매우 위협하는 것들이다. 인류학은 모든 면에서 위기 상황에 처해 있는 것으로 기술되고 있다. 반면, 사회학은 이와 유사한 위기감이 없이 최근의 지적 동향들로부터 영향을 받았다. 아마도 이것은 그 학문이 인류학에서처럼 자기확증을 결코 갖지 않았기 때문일 것이다. 사회학은 오랫동안 이론적, 방법론적 다원론과 이에 대한 논쟁으로 특징 지워져 왔다. 즉 사회학에서는 후기 구조주의와 포스트모더니즘 그리고 이와 유사한 주장들이 이전에 단단히 지켜온 체계에 대한 공격이 되지 않았던 것이다.

포스트모던 비평에 대한 영향은 이 책의 범위를 넘어선다. 그러나 문화기술지의 읽기와 쓰기에 대한 포스트모던의 영향은 중대하다. 고전적인 문화기술적 묘사들에 대한 비평에 대해서는 반응들이 다양하다. 텍스트의 겉부분은 더욱 세분화되고 더욱 다양해져갔다. 즉 묘사상의 "대화적" 형태를 강조하고 패러디와 모방적 요소들이 지적인 분야로 진입되었다. 학술적 텍스트는 정통적 작업이 지녔던 폐쇄성과 확실성을 거부하면서 그 자체가 더욱 "개방" 된 연구가 되었다.

분화된 미완성적인 텍스트의 "문화" 는 하나의 견해로부터 하나의 목소리로 구성되어지고 하나의 내러티브로 포착되고 포함된다는 묘사상의 도구나 장치들을 피하고 있다. 만일 문화 자체를 분열되고 비논리적인 것이라고 본다면 그것을 묘사한 텍스트 또한 거의 마찬가지가 될 것이다. 문화기술자는 더 이상 모든 "자료" 에 예속되어 주제들과 모형들을 일체화시킬 수 없다. 텍스트에 대한 작업은 자료의 조각들, 즉 발견한 것보다 더욱 기교화된 조각들을 위에 말한 것처럼 비교하기 위해 나란히 늘어놓은 브리콜라쥬 행위로서 보다 공공연하게 인식되고 있다. 그러므로 텍스트의 정리는 일종의 "꼴라쥬(collage)" 혹은 Dorst(1989)의 연구에서 말한 "조합(assemblage)"이라고 부르는 것과 같다. Dorst의 연구는 포스트모던 문화 현상을 다루기 위하여 시도한 공언된 포스트모던 문화기술지이다. 도시 근교 지역인 Chadds Ford에 대한 글쓰기에서 Dorst는 세팅들에서 "기념품들(souvenirs)"로 간주되는 다양한 단편들을 수집하였다. Chadds Ford는 여러 가지 기념품과 주목할 만한 풍경들이 어떻게 자체적으로 생성되는지를 요약하고 있다. 그것은 "자가 문화기술지(auto-ethnography)"의 과정이고, 장소에 대한 "실재"는 다양한 묘사와 면모들에서 자체적으로 도출된다. 그가 "포스트 문화기술적 작업"이라고 기술하였던 이 연구에서, Dorst는 자신의 해석과 해설들을 최소화하려고 노력하였다. 심지어 저자의 의견을 내놓는 곳에서 조차도 Dorst는 즉시 그것을 없애고자 하였다. "연구의 일반적인 전제를 지키기 위하여 해석적인 비평들이 끼어들 때에 이들은 그저 같은 배열에 있는 기념품들과 같은 다른 텍스트적 단편으로서, 혹은 수집된 것들의 또 다른 하나의 항목으로서 읽어야 할 것이다"(P. 5). 또한 Rose(1989)의 텍스트는 어떻게 자의식적인 "포스트모던" 문화기술지가 고도로 분해되어 다양한 텍스트적 형식을 채택하게 되었는지를 보여주는 예이다. 매우 짧은 연구 논문에서 그는 다양한 주제와 토픽들을 다루었다. 즉 아메리카의 식민지화에 대한 역사적 자원에서부터 시와 자서전적 단편들, 남부 필라델피아에 사는 흑인들에 대한 문화기술적 프로젝트의 추출문, 회사 생활과 문화적 기업들에 대한 광경들까지 포함한다. Rose의 글쓰기는 Dorst가 하였던 것처럼, Brandywine River와 Chadds Ford를 통하여 이루어졌다. 현장 장소나 거기 거주하는 사람은 포스트모던 문화기술적 연구에서 기호나 원형이 된다. Rose의 일지에 있는 단편들은 더욱 "관습적" 문화기술지 형식 속에 "자료"로서 배치되는 것이 아니라 다양한 텍스트의 조각들과 짧은 이야기들 속에서 분산되어 있다. 텍스트의 효과는 축적된 증거, 모아진 이야기, 혹은 논리적 과정의 지각으로부터 나오는 것이 아니라, 비교와 병치에서 도출된다. 매우 짧은 단문 속에서 글의 초점과 글 자체의 스타일이 끊임없이 변화한다.

텍스트의 편집은 묘사에 관한 "대화적" 양식들을 찾도록 도와주었다. 여기에서의 입장은 모로코에서의 Dwyer의 연구로 예증되었다(1982). Dwyer는 자신이 인류학의 많은 가정과 근원적인 은유들로 간주하는 것들, 즉 자아와 직면하고 타자를 객관화하는 것을 통한 관조적 문화기술지, 그리고 새롭고 이국적인 타자를 찾고, 원형적인 자아와 타자가 이상적으로 결합하도록 만드는 현장 작업으로 간주하던 것을 거부하였다. 인류학과 사회학의 표준적인 묘사 양식들과는 대조적으로 Dwyer의 "연구 논문"의 대부분은 자신과 60대 중반을 살아가고 있는 모로코 고행자(Moroccan Faqir) 사이의 연속적인 대화로 구성되어 있다. 그 "대화들"은 현장 조사에서 규정된 "기록"을 통하여 수집되고 묘사되었다. Dwyer는 "타자들"이 의견을 갖고 있을 것이라는 사실을 역설하고 있다. 그 텍스트는 하나의 우세한 의견에 의해서 만들어진 산물이 아니다. 오히려, 만남 속에서 두 사람은 서로 적극적인 주체들이 된다. 그 책의 첫 번째 부분을 구성하고 있는 현장 작업에 대한 기록에서 Dywer는 다음과 같이 주장한다.

> *자아와 타자 사이의 개인적인 만남 속에서 그리고 각자 일상에서 서로 상호작용하면서, 그 둘 사이의 장벽은 허물어진다. 또한 객관적인 자아에 대한 오해는 지지받지 못하게 되는데, 그 이유는 만남 속에서 보다 더 깊이 관여하다 보면, 필수불가결하게 자아는 타자의 영역에 "이방인"으로 침입하면서 자신을 문화적으로 위치시킬 수밖에 없기 때문이며, 또한 개입 이전의 역사를 가진 한 사회의 대표자가 되면서 자신을 역사적으로 위치시킬 수밖에 없기 때문이다(p. 274).*

그러므로 그 책은 주로 두 남자 사이의 필사되어 있는 대화로 이루어진다. 인류학자의 의견은 해석자나 분석가로서가 아니라 대담자(interlocutor)로서 목소리를 낸다. Dwyer는 현장 연구 기록으로 대화를 재생하는 것은, 대화의 "의미"를 출현성과 우연성으로 인식하는 인류학자와 "정보 제공자" 사이의 만남을 보유하는 것이라고 주장한다. Dwyer는 자신의 묘사 방식을 이와 매우 유사한 방식을 쓰는 다른 연구자들의 것과 대조한다. 그는 비록 인류학자가 현장에서의 대화에 관심을 쏟을 때조차도, 그들은 출판된 이야기 속에서 자아와 타자 사이의 차이를 소극적으로 드러내는 방식을 이용하고 있다. 즉 그들은 "서로 간의 차이를 초월하고" "서로에게 투명해진다"고 주장한다(p.276). 예를 들어 Dwyer는 그 자신의 텍스트의 관습과 책임을 Rabinow(1977)와 Crapanzano(1980)로 유명한 텍스트들과 비교하고 있다. 그 예로, Crapanzano가 Tuhami와 대화한 것 중에서 Tuhami의 단어들은 상세하게 필사되기 보다는 짧게 요약, 추출해서 재생되었으며, Crapanzano는 Tuhami의 신념과 일반화된 모로코 문화에 대한 요약적 진술들을 자유롭게 삽입하고 있다고 Dwyer는 언급하였다. Dwyer의 이야기 이후 출판된 Crapanzano의 후속 연구는, 그의 남아프리카 백인 정보 제공자의 진술 중 매우 많은 부분이 자서전적 내러티브로 재구성되었던 것에서 보여 주듯이, 다른 끝을 향해서 가는 것처럼 보이기도 한다. 그러나 Crapanzano에서 "자아"가 없다는 점에 대해서 Dwyer는 여전히 다른 비난을 하고 있다. 정보 제공자가 이야기를 하지만, 정보 제공자를 고무하거나 의문을 제기하는 인류학자의 목소리는 없다. 이 진술들은 담화와 담화의 의미를 생산해내는 담화적인 맥락이 아직도 부재해 있다.

순전히 대화체적인 접근은 "면담"이나 "대화"(혹은 내담자들이 그것을 일컫는 대로)에서 추출된 자료의 단편적인 속성을 반영하지 못하며, 자료의 단편들을 보다 깔끔한 범주와 수집물로 변형시킨다. 이 접근은 탐색 감각을 보존하고 상호 이해에 대한 불확실하고 잠정적인 본질도 유지한다. 그러나 Dwyer의 대화들에 대한 텍스트적 묘사는 역설적이다. 대화에 대한 필사는 Dwyer의 자료 수집이 회화적 대화가 *아니라 심문*으로 이루어진 정도를 포착하고 있다. Dwyer와 힌두교 고행자 사이의 대화와 대부분의 관습적인 연구 면담 내용은 내용 사이에 질적인 차이는 없는 것 같다. 때로 Dwyer의 면담 전략은 Spradley의 문화기술적 면담의 방법론적 도구를 명확히 실증하는 것처럼 보인다(Spradley, 1979). 연구자가 그 문제를 그의 연구 도입 과정에서 하나의 중요한 문제로 인식하는 것은 당연하다.

> *사건이나 대화들은 내담자를 만나는 동안에 상대방들에 대한 구조화된 차이를 드러낸다. 즉 인류학자는 "사건들"을 뽑아내고 질문들을 제기한다. 정보 제공자는 대답하고 미화하고 지엽적인 것으로 빗나가기도 하고 회피한다. 인류학자는 성찰하는 방법과 이유를 대는 측면에서 그 자신이 속한 사회적 관심들을 그가 경험한 것들 위에 강요하는 형식으로 밀고나가고, 자신의 의문들은 정보 제공자의 반응을 유발시키기 위하여 설계된 윤곽을 제공하고, 정보 제공자의 반응은 가끔 기대되지 않은 방식들로 그 틀에 살이 덧붙여지고 덧입혀진다(p. xvii).*

그러나 이러한 고백은 Dwyer가 정보 제공자와의 필사된 대화를 재생산한다고 하는 주장을 막지는 못한다. 결과적으로 주요 "포스트모던적" 실무가 면담의 재생산을 통하여 실제로 유지될 수 있는지는 의심스럽다. "의견들"의 등가성에 대한 기준은 현장 연구자와 정보 제공자의 필사된 대화를 간단하게 제시하는 것에 견줄 수는 없다. "타자"가 문화기술자의 질문의 성격에 의해 강요된다는 점에서 그 후의 대화의 교환은 이상적인 "대화체"에 상응하지 못한다. 더구나 그들의 능력을 드러내놓기 위하여 그들에 의해서 올려진 고행자와 또 다른 맥락 속에서 매우 다르게 처리된 Dwyer의 면담에 사용된 질문 방법을 되돌아보는 것은 아이러니이다. 의사의 수술 혹은 학교 교실에서와 같이 다른 맥락에서 필사된 경우에 질문과 대답의 순환은 지배와 통제에 관한 규범을 당연하게 찾을 수 있을 것이다. 예를 들면, 의학적 이야기를 분석한 Mishler의 분석이 떠오르는데, 즉 질문 형태로 의학적 정보를 조사하는 과정에서 의사들의 "발언"은 일상 세계에 대한 환자의 "의견"을 방해한다(Mishler, 1984). 이것은 "대화"가 아니다. 또한 모로코인 필사본에서 인류학자의 발언은 고행자의 일상생활 세계에 대한 의견을 저지한다.

여기에서 나는 Dwyer의 "포스트모더니즘"에 대한 버전을 너무 깊게 비평하지는 않을 것이다. 요점은 오히려 인식론적인 구속이 한 종류의 텍스트적 관례를 어떻게 이끌 수 있는지에 주목하고자 한다. 인류학의 지적인 위기는 연구자의 권위와 우월성이 다양한 침묵 방식으로 텍스트들 속에서 나타나게 되었다. "의미"와 "문화"는 독자를 위해 내레이터가 구성한다기 보다는 오히려 독자가 구성한다는 것이다. 동일한 종류의 영감이 Tyler의 연구(1987)와 Dumont의 연구(1978)에서 발견된다. Tyler가 기록한 바와 같이, 포스트모던 문화기술지는 "텍스트"를 뛰어 넘는 "담론"을 허용하고, 독백에 대항하여 문화기술적 상황에 대한 협력적이고 공동작업적인 성격을 강조한다(p. 203). 그리고 어느 정도로, Dumont의 논문은 그러한 이상을 구체적으로 재현하고 있다. 문화기술적 과정은 두 사람의 개인, 즉 "현장 감독"과 "나" 사이의 대화로서 표현된다. 현장 작업에서의 만남을 통하여 문화기술지의 공동적인 협상이 이루어진다는 것을 전체적으로 강조하고 있다.

패러디와 모방의 형식들이 학문적 글쓰기에서의 입지를 점차 굳히는 것은 포스트모더니즘의 미학적이고 지적인 운동과도 부합한다. "심각한" 글쓰기와 "재미나는" 글쓰기 사이에서 당연시되는 구분은 최근 일부 연구자들의 작업에 의해 해명되었다. 그들은 절충주의적 방법을 쓰고 있다. 텍스트 표면의 단편들은 동일한 텍스트 내에서 혹은 같은 언어 자료 내의 스타일과 장르의 혼합을 통해서 이루어진다. 여기에는 문학 영역에 고의적인 일탈, 즉 구차별적 혼합의 형태가 있다.

이러한 차원에서, 텍스트적 실험에 가장 부합되는 프로그램은 과학을 연구하는 사회학자들에 의해 비롯되었다. 저자들 간의 네트워크를 통하여 사회학적 텍스트를 구성하기 위한 다양한 "대안적인" 문학적 양식들이 수립되었다. 이들은 반드시 "문화기술적" 연구에서 도출된 것은 아니지만, 그 연구를 지지하는 주요 정보 제공자들을 면담한 것과 같은 질적 자료수집 전략을 참조하여야 한다. 저자들은 놀랍거나 재미있는 텍스트 시리즈 중에서 짧은 이야기 혹은 단막극과 같은 "문학적인" 모델에 기초하여 비전통적인 이야기를 구성한다. 텍스트 형식은 단독의 "의견" 혹은 단독 저자의 태도에서의 시각보다는 한 텍스트 내에서 표출되어질 다양한 다른 견해와 입장들을 허용한다. 그러므로 텍스트의 겉모양은 대화 혹은 논쟁으로 이루어진 느낌으로 분열되고 세분화되어 있다. 철학적 "대화체" 형식이 적절한 비유가 된다. 이는 Dwyer, Fabian, 그리고 다른 사람들이 지지한 대화체 형식과는 다르다. 대안 문학 형태의 대화들은 현장 작업에서의 교류를 기록하지는 않지만, 실제적인 혹은 상상 속의 발언자들 간에 재구성되거나 또는 고안된 교류에 대해 탐구한다.

Mulkay(1985)는 문학적 형식들을 자의식적으로 실험하는데 지적인 영감을 제공하였다. Mulkay는 과학적 지식 사회학에 관한 다양한 연구들에서 접근 방법을 예증할 뿐만 아니라, 문학적 형식들에 자의식적으로 주목하는 것을 명백하게 지지하였다. 그의 실증적 연구는 과학을 연구하는 사회학자들 사이에 매우 유명하다. 이들의 실질적인 흥미와는 상관없이, 이는 텍스트 형식과 묘사에 대한 가능성에 많은 관심을 갖고 있는 모든 사회학자와 인류학자들에게도 알려질만한 가치가 있다. 그의 책의 방법론편, 인식론편, 그리고 실증론편은 자기 참조용이다. 다른 대안적 문학 형식들을 지지하는데 있어서 Mulkay는 처음부터 그것들을 사용하였다. 그 책은 저자와 독자 간의 대화, 즉 제 3의 목소리인 "그 책" 자체는 스스로를 소개하고 있다. Mulkay는 과학적 지식과 담화에 대한 탐구를 발전시키는 다양한 텍스트적 방안들을 계속 사용하였다. 예를 들어, 제 1장에서는 단막극의 형식을 이용하였다. 과학에서 실험 복제를 분석하는 것은 실험실 과학자와 과학을 연구하는 두 명의 사회학자, 즉 미국 여성과 영국 남성의 허구적 교환을 통해 발전되었고, 반면에 세 번째 여성 사회학자는 녹음기를 잘 다루면서 수행해 나갔다. 그 도구는 Mulkay로 하여금 사회학의 두 가지 대비되는 관점들이 실험실 과학자의 전통적인 지식과 직면하게 하고 있다. 또한 Mulkay는 상상적 담화를 통해서 무엇이 과학적 "발견"으로 간주되는 것인지에 대한 분석적인 이슈들을 탐색한다. 그 논의에 포함된 참여자들은 다양한 과학적 "유형," 즉 젊은 사회학자(실제 인물을 모델로 이름 붙여진)와

"감사자" 이다. 그 부분의 아이러니는 발견을 조사하려는 감사자가 실재한다는 것으로, Mulkay는 "유능한 감사자의 임무는 부정 행위인지 아닌지, 혹시 그렇다면 그것에 대한 책임자는 누구인지를 밝혀내는 것이다" 라고 설명한다(p.202). 이러한 발견에 대한 결론은 설명적이고 또 재미있을 수 있다. 이 유머러스한 결과는 아마도 Mulkay의 노벨상 시상식에 근거를 둔 "분석 패러디" 에서 가장 확실히 드러날 것이다. 가상적 버전에서, 참여자들의 연설은 시상식 이벤트의 요건들을 뒤엎으려는 의도로 만들어진다. 일상적으로 말해지지 않는 것과 일상적으로 말하지 않고 남아있는 것들을 구성함으로써, Mulkay는 과학에서의 "노블레스 오블리쥬(noblesse oblige)" 에 관한 전통적인 형식과 내용을 강조한다. Mulkay의 모든 발견에서처럼, 가상적 버전들은 "실제의" 발언과 교환한 단편들을 함께 모은다. 모든 "분석" 에서처럼, 작가에 의해 증거가 되는 단편들이 배열되어 텍스트가 구성된다. 전통적인 문화기술적 진술들과 Mulkay의 문학적 착안들 간의 차이는 실제와 가상 사이의 확실한 차이가 아니다. Mulkay의 문학적 착안들이 주목받을 만한 것은, 분석가가 자료들을 새로운 배열 내로 맞추고 이들을 다른 범주의 양식들로 만들 권리를 분명하게 주장하기 때문이다.

원래의 "자료" 는 그 자체가 "텍스트적" 산물이라는 것이 Mulkay의 텍스트적 고안물들 전체에 걸쳐서 계속 인정되어왔다. 바꾸어 말하면, 사회학자의 "대상자들" 혹은 "정보 제공자들" 은 스스로 그들 세계에 대한 이야기와 행위들을 만들어내는데 다양한 수사적 혹은 텍스트적 형태를 사용한다. 그러므로 Mulkay는 단순히 그들 자신의 "가상적" 버전들을 "만드는" 것에는 관심이 없고, 오히려 사회적 행위자와 사회학자들의 텍스트적 산물을 탐구하기 위한 수사학적 기술들을 이용한다. 결론적으로, 사회과학자들의 작업 혹은 업적은 일상적인 생활에 대한 "원래의" 텍스트 위에서 사용하여 건설한 "이차적인" 텍스트를 구성하는 것이라고 Mulkay는 주장한다. 그 이차적인 텍스트는 "원래의" 것과는 당연히 다르고, 원 자료의 단순한 개요라고 하기 보다는 오히려 원칙적으로 원 자료들과는 아이러니 혹은 패러디적인 관계에 서 있는 것으로 생각할 수 있다. 패러디는 원래의 텍스트에 기초하고 있지만, 그것과는 거리가 있으면서 원 자료의 의미를 보여준다. 원래의 텍스트를 설명하는데 있어서 패러디는 그 자체의 우월성을 동시적으로 드러내고 있다.

그러므로 Mulkay의 문학적 착상은 불필요한 재담이 아니다. 다양한 텍스트 형식과 "원자료" 와 "가상적" 자료의 반복되는 병렬들은 구두나 문자로 된 담론의 공식적인 속성들을 지속적으로 의식 속에 가져온다. 전체적으로 Mulkay의 텍스트들은 분석가의 단일 의견에 의존하지 않는다. "분석가의 해석학적 우월감은 정당한 이유가 없으며. . . 전통적이고 독백적인 사회학적 담론의 본질은 사회학적 지식에 대한 유용한 실제적인 적용 가능성을 상당히 제한하고 있다"(p. 7).

여러 작업에서 Mulkay와 그의 동료들에 의하여 개발된 스타일은 사회학자들과 정보 제공자들 사이의 면담 대화에서 공동으로 생산해 낸 원래의 텍스트에 주로 기초하고 있다. 여기에서 일차적 자료들은 Mulkay와 그의 동료들이 다양한 관점에서 나온 지식과 담화의 이슈들을 조사하도록 하는 다양한 다른 텍스트 양식들 내로 삽입되었다. 논조 혹은 톤은 항상 일종의 수수께끼적인 회의주의로서, 대화 혹은 연극과 같은 대안적 문학 형식들은 애매함과 불확실성을 탐구하기에 적합하다. 텍스트는 흔히 모순을 나타내고 상반된 입장들을 내보인다. 텍스트적 장치들은 저자로 하여금 억지로 결론을 부여하지 않으면서 이러한 차이들을 보여주고, 자료에 관한 확실성을 보여주도록 한다.

다양한 텍스트 형식은 Ashmore, Mulkay, 그리고 Pinch(1989)의 보건경제 연구에서와 같이 하나의 단일 연구 속에서도 전개시킬 수 있다. 연구 논문은 수많은 서로 다른 스타일을 묘사함으로써 개발된다. 부분적으로 질적 자료는 "있는 그대로"를 보고하는데, 추출된 면담 필사 자료는 일련의 분석적 주제들을 일반화하고 설명하기 위하여 사용된다. 처음에 그 집단에서 나온 이전의 출판물에 익숙하지 않고 경계심도 갖고 있지 않은 독자는 자신이 아마도 전통적인 질적 보고서를 읽기 시작했다고 가정할 수 있을 것이다. 그러나 저자가 다른 텍스트적 고안물을 소개할 때 그러한 기대와 텍스트의 외양은 방해를 받게 된다. 보건경제에 관한 매스 미디어의 취급 보도의 단편들은 아무런 코멘트도 없이 정렬되어 서로 대립하게 된다. 저자들은 텍스트 내에 현존하지만 그들은 보건경제에 관하여 그들이 보고한 연구에 가상의 저널리즘 단편들을 포함시킨다. 그것은 "보고서"가 재생산되어 책으로 발행된 것을 드러내고 있다. 묘사는 "저자들"과 회의론자들 사이의, 물론 저자들에 의해서 만들어진, "대화"를 통하여 지속된다. 그 다음 5막으로 이루어진 단막극으로 이어지는데, 등장인물은 사회학자들, 세 명의 보건경제학자, 테이프 녹음기와 비디오 녹음기이다. 사회학자들의 용어가 만들어지는데, 또 다른 인물들이 사용하는 용어들은 연구 텍스트와 필사본에서 나온 말 그대로가 재생산된다. 또 다른 다양한 재미있는 효과들이 있다. 예를 들면, 때로 지나가면서 "존스 부인(Mrs. Jones)"을 언급하는데, 이는 선택권을 행사하는 일반인을 뜻한다. 이 가상 인물은 경제학자의 글쓰기에서 자주 등장하는 인물이다. 이 책에서 "존스 부인"은 스스로 목소리를 낸다. Ashmore 등은 존스 부인이 최후의 말을 하게끔 하는데, 그녀는 오히려 돌아서서 저자의 창조물들이 얼마나 자기제한적인 성격을 지니는 것인지에 대해서 코멘트한다.

> *나는 그들이 소위 전문가라는 사람의 의견이 너무 우세하지 않도록 사회학을 변화시키려고 하였다는 인상을 갖게 되었다. 나는 확실히 여기에 동의한다. 당연히 찬성한다. 왜냐하면 나는 그들이 만들어낸 텍스트적 장치에 불과하기 때문이다. 나는 전적으로 그들의 통제 하에 있다. 나는 경제학자들이 표현하는 국민성에 대한 수사(rhetoric)가 되고, 경제학자들은 그 수사의 배후에서 자신들의 숨은 판단을 행사한다. 나는 다양한 목소리(multivocvality)에 대한 환상을 갖고 있다. 이 환상 뒤에서 사회학자들은 사회세계에 대한 그들의 특권적 지식을 유지한다. 그러므로 내 생각에 역설을 하나 더 추가해도 될 것 같다. 즉 사회과학자들은 우리를 대변하고 있다는 것을 주장하기 위하여, 우리의 목소리를 차단해야 한다는 역설적인 사실이다. 나는 이것을 "응용 사회과학의 패러독스"라고 부르고 싶다.(p.208)*

유사한 스타일에 관한 장치들이 Mulkay와 그의 동료들이 쓴 과학적 지식에 관한 수 편의 사회학 연구에서 사용되어왔다. 사실상, 이 "대안적" 문학 형식들의 사용은 학자들 간의 네트워크 내에서 독특한 접근법으로 인정받아왔다.

Mulkay가 사용한 "문학적" 형식들은 스스로가 "대안적"이라고 하지는 않는다. 이들은 잘 정립된 형식들인데, 사회학적 분석방법들을 알리는 데에서는 좀 이상하게 사용되었다. 그들은 자신들이 보고한 주제에 대하여 특별한 관련이 있도록 하지 않는다. 예를 들어, "과학적" 담화는 일상적으로 그러한 방식으로 재생산되므로 1막의 단막극으로서 묘사되지 않는다. 사실 그와 정반대로서, 위트 있는 문학적 모방작품과 과학에 관한 "정상적인" 내용 사이에는 놀랄만한 불협화음이 있다. 그러나 적어도 한 명의 저자는 그 주제에 적합한 글쓰기 형식을 확실하게 채택하여야 했다. 또한 그는 그러한 글쓰기에 이르는 방법에 대한 자서전적 이야기를 우리에게 제공해 주었다. Moeran은 일본에서의 현장 작업에 기초하여 책처럼 긴 두 편의 글을 썼다(1985, 1990). 첫 번째 것은 온타(Onta)의 민속제품 도예가에 관한 사실주의적 문화기술지의 표본이다. 두 번째 것은 오쿠보 *일기*(*Okubo Diary*)로서 현장 일기의 "소설화된" 버전이다. 물론 현장연구자의 경험에 대한 소설화된 버전이 새로울 것은 하나도 없다. 아마도 가장 유명한 것은 Laura Bohannan의 *Return to Laughter*로서 그녀는 익명의 소설로 발표하였다(Bowen, 1954). 그러나 Moeran의 차이는 *일본적인* 문학적 형식이 혼합되었다는 것이다. 그의 설명에 따르면, 문학적 일기는 독특한 유형(the *nikki* genre)으로 유서 깊은 일본 전통을 끌어들였다. 그러므로 그 텍스트는 전통적인 일본 문학에 대한 암시를 싣고 있으며, "문학적 일기"는 이야기 형식과 순서로 그 자체의 형식을 만들도록 하였다. 예를 들면, 한 절은 하이쿠와 비슷한 구절로서 간결하게 변화를 주었다. 텍스트에 관한 Moeran의 반성은 특히 도움을 주었는데, 즉 여기에는 연구가 어떻게 발전되고, 일본적 영향을 받은 양식에서 연구하고자 한 결정이 후속적인 결정에 어떤 암시를 주고 있으며, 연구과정 내에서 "현장 노트" 일지들이 "소설화된" 문학적 일기로 어떻게 변환되는가에 관한 해석들을 포함하고 있다(Moeran, 1990). 그는 과정 내에서의 변화의 정도까지 반영하고 있는데, "어느 정도까지가 문학적 일기"에 대립되는 '현장 작업 일지' 이고, 또한 그 반대에 대한 것을 반영한다(p. 345). 그는 매우 적절하고 우아한 관점에서 결론을 맺고 있다:

> *나는 글쓰기 과정 그 자체와 함께, 문학적 장르를 선택하기 위해 허용된 창조성과 강요된 제한성 둘 다를 인정하는 형식에서, 작가로서의 나를 어떻게 참여시켰는지를 보여주려고 했다. 여기서 논의된 창조성의 한 측면은, 시간을 축약하고 혼합된 인물을 창조하고 더 큰 이야기 구조 속에서 더 작은 에피소드를 구성함으로써, 저자가 자신의 문화기술적 자료를 소설화할 수 있는 정도에 초점을 두었다. 이렇게 소설화하는 과정은 문화기술자들이 "객관적 사실"에서 "주관적 허구"로 가는 것이 얼마든지 가능하다는 것을 암시한다. 그런데 허구로 간다는 사실은 문화기술자만이 알고 있다.(p. 352)*

Mulkay와 Moeran의 전략은 중요한 유사점을 가지고 있다. 둘 다 "고도의" 문학 형식에 자의식이 강한 패러디를 사용하고, 원 자료를 재배열하고 재특성화하여 원래의 자료를 "자유롭게 취급하고", 실제의 사건과 발언들로부터 가상적인 내러티브를 만드는데 이용한다. 그 효과는 놀랄만하고 매력적이다. 독자는 그런 형식을 인식하고 있다. 그 형식은 대부분의 전통적인 "사실주의자"의 이야기들을 당연하게 여기며 읽는 것을 거부하게 된다.

Tyler와 같은 저자들의 "포스트모던" 선언과 Mulkay의 패러디적인 도구들은 상당한 대조를 보인다. 전자는 고도로 복잡하고 "어려운" 텍스트를 만드는 경향이 있고, 후자의 "문학적" 단편들은 매우 재미있고 매력적이다. Mulkay의 솜씨에 의해서 대화 형태는 *읽기 쉬운* 텍스트로 변화되고, Tyler의 것은 결과적으로 복잡한 "작가 위주의" 작품이 된다. 이 둘 모두는 텍스트적인 것에 중점을 두고 있는 현 시대의 민감성에 대한 반응이라고 할 수 있다. 그리고 이들을 실현하는 것은 실로 매우 어려운 일이다.

소수의 저자들은 "문학적" 모방작품과 창작을 이용하였는데, 이들은 전통적인 개념에서 인지될 만하고 그럴듯한 사회세계를 묘사하거나 재구성하기를 중단하는 지점에서 이것들을 이용하였다. 예를 들면, Rose는 자신의 책이 관습적인 사실주의자의 글쓰기와는 매우 동떨어졌으며, 공상과학에 더 가까운 아주 기괴한 환상 혹은 비유들로 채워져 있다고 결론지었다. 이와 같이 아주 파격적인 방법은 어느 정도로 창의적 자유를 가지고 창작하고 상상한다고 알고 있었던 동시대의 몇몇 저자들이 이미 주장한 바 있다. 아마도 이것은 Tyler가 제안한 구분과 특성화를 찬양하고 있는 것이다(1987). Tyler는 차이에 대해서 "사실"(문화기술지)과 "소설"(문학) 사이의 차이가 아니라, 허구(fiction)와 "환상(fantasy)"(문화기술지) 간의 차이라고 제시하면서 다음과 같이 진술하였다:

> *포스트모던 문화기술지는 서로 협력적으로 진화되는 텍스트로서, 이는 독자와 저자의 마음속에 상식적으로 실제 가능한 세계에 대하여 나타나는 환상을 불러일으키고, 그리하여 치유적인 효과가 있는 심미적인 통합을 불러일으키고자 하는 담론의 단편들로 구성되어 있다(P. 202).*

Tyler의 연구에서 "일깨움(evoking)"이라는 용어가 중요하다. 일깨움의 목표는 잘못된 열정과 이분법으로부터 문화기술지를 해방시켜주는 것으로서, 이는 Tyler가 관습적인 접근 내에서 발견한 것들이다.

> *"묘사하기"라기 보다도 "일깨우기"를 강조하는 이유는 모방으로부터 문화기술자를 자유롭게 하는 것이다. 그리고 과학적 수사학의 부적절한 모드로부터도 자유롭게 하는 것으로서, 과학적 수사학에서는 "대상", "사실", "기술", "귀납", "일반화", "증명", "실험", "진실" 등의 개념들을 수반하고 있는데, 이러한 개념들은 문화기술적 현장 작업에서나 문화기술지의 글쓰기에서는 부합되지 않는다. (p.207)*

물론 문화기술자들이 그렇게 오랫동안 몰두하였던 이런 이슈와 관심들을 한꺼번에 초월할 수 있다고 주장하는 것은 꽤나 엄청난 주장이다. Hobart(1990)가 지적한대로, 인류학 진영의 Tyler와 몇몇 다른 "텍스트주의자들"의 주장에는 다소 부적절한 면이 있다. 극소수의 인류학자나 사회학자들은 Tyler가 주장한 재현에 대한 단순한 일치이론(crude correspondence theory of representation)을 지지한다. 대부분은 언어의 성격을 조금이나마 인식하고 있으나 Tyler가 주장하는 극단적인 논리적 결론까지 도달하지는 못한다.

극단적인 "포스트모던"의 입장은 여기에 내재된 일련의 문제와 패러독스들, 그리고 한계와 불리함을 갖고 있다. 표현은 불확실할 수밖에 없다는 믿음은, 텍스트가 사회세계에 대한 모든 관련성을 잃고 지나치게 자기-참조적이 될 위험을 안고 있다. 하나의 특정한 통찰력이나 새로운 고안을 극단적으로 취하게 되면 결국 문제가 발생하게 된다. 일부 저자는 이러한 언어의 불확실한 특성을 너무 문자 그대로 받아들여서 언어가 지나치게 불확실하다고 여길 수 있다.

7. 결론

동시대의 많은 학자들처럼 문화기술자들은 그들의 텍스트적 관습의 본질과 결과에 점점 더 열중하고 있다. 이 단행본은 이러한 것들에 관하여 매우 빨리 성장해 온 문헌중의 하나이다. 사회학자, 인류학자, 그리고 다른 연구자들은 자기 학문의 텍스트를 반성해 봄으로써 자신들의 기술에 사려 깊은 통찰력을 더해 간다는 사실을 믿어 의심치 않는다. 그러나 여기에는 찬사뿐만 아니라 많은 논쟁들도 이어져 왔고, 수사학적, 후기구조주의적, 혹은 포스트모던적 비평에 기초한 일부 논쟁들은 이를 극단으로까지 몰고 가고 있다.

일부 해설가들은 "텍스트"를 지나치게 중요시 여기게 되어, 학문적 글쓰기를 위하여 참조할만한 가치가 있는 다른 것들을 간과하거나 부정하려 든다. 극단적인 "텍스트주의자"의 시각에서 보면 문화기술적 글쓰기는 그 자체에 적용되고 또 다른 텍스트에도 적용된다. 문화기술적 글쓰기는 텍스트적 묘사와는 전혀 관계가 없는 사회세계를 보고하는 것이 아니다. 흉내 내는 기능이란 없다. 이러한 관점에서 보면, "사실주의"는 글쓰기의 한 형식이 될 뿐이다. 이 책에서 취한 입장은 이러한 극단과는 부합하지 않는다. 사회세계는 그것을 기술해내고자 하는 텍스트들에 의해 제한되어 있지 않으며 그러므로 사회세계와 텍스트, 이 둘을 혼동해서는 안 된다.

이미 앞에서 나는 사회세계에 대한 "읽기 쉬운" 이야기들이 생산되고 수용되는 여러 가지 방법들을 지적하였다. 또한 "작가 위주의" 버전들이 시도했던 몇 가지 방법들도 보여 주었다. 문화기술지의 저자와 독자들이 사회생활의 다양한 측면을 이해하도록 하기 위하여, 일반적인 관습들을 참고하는 방법들에 관해서도 논의하였다. 이러한 전략들은 모두 읽기와 글쓰기에 대한 관습적 실무에 기초하고 있다. 그렇다고 우리는 그들이 사회세계의 측면들을 표현하고 드러낼 수 있는 능력이 없다고 가정해서는 안 되고 또한 그럴 필요도 없다. 문화기술자는 내러티브와 묘사들을 공들여 만들어 내는 일종의 예술가임에 틀림 없다. 그렇다고 그들의 생산물이 단지 "만들어졌다"는 이유 때문에 "픽션"으로 간주하는 것은 옳지 못한 행위이다. "인공물"이 가지고 있는 두 가지 암시(인공물과 인위성)를 동등시하는 것도 똑같이 잘못된 것이다. 우리의 업적은 인간이 만든 것이지만, 그러나 필연적으로 잘못된 측정이나 결과물은 아니다. 상징적인 행위를 하기 위한 인간의 역량은 인습적이고 임의적인 부호들, 그리고 이 부호들 간의 상호관계에 기초한다. 그렇다고 이 부호들의 인습적이고 임의적인 측면 때문에 실질적인 가치가 사라지지는 않는다. 우리는 세계와 상호작용하고 또 타인과 상호작용하기 위하여 이 부호들을 이용한다. 만일 우리의 연구가 수사적인 것, 심지어 심미적인 것에 기초한다는 것을 인정한다면, 우리는 우리가 탐구하는 것에 대한 실용적인 기초도 잊어서는 안 될 것이다.

그러므로 이 책의 독자가 "텍스트를 초월하는 것은 아무 것도 없다(nothing beyond the text)"는 시각을 가지고 떠나는 것은 아주 잘못된 일이다. 이러한 시각은 과학과 수사학의 잘못된 구분을 반복하고 있는 것이다. 수사학을 무시하고 과학을 찬양하는 것은 잘못된 것이다. 이와 똑같이, 반대로 강조하는 것도 또한 잘못된 것이다. 학문은 독자들에게 논증들을 형성하고 구체화하고 예증한다는 의미에서 수사적이다. 연구실무자는 가까이에 있는 묘사 방법들을 사용해야만 한다. 그렇다고 이는 책임을 지지 않기 위한 면책을 의미하는 것이 아니다. 반대로, 연구자가 이론적이고 방법론적인 결정에 책임을 져야만 하는 것처럼, 텍스트적 혹은 묘사 방법의 결정도 책임감 있게 수행해야 함을 의미한다. 우리는 완벽한 이론적, 인식론적 기초를 갖고 있지 않다. 자료 수집을 위한 완벽한 방법도 갖고 있지 않다. 묘사에 있어서도 완벽하고 투명한 양식을 갖고 있지 않다. 그리고 한정된 지식의 자원 내에서 연구한다. 그러나 우리는 세계를 논리정연하고 규칙적이며 이해할 수 있고 규율 잡힌 진술들로 생산해 내기 위한 시도를 결코 포기해서는 안 된다. 이 책은 문화기술적 연구의 읽기와 글쓰기에서 직면하게 되는 선택의 문제와 그 결과들에 대한 전반적인 이해에 도움을 주려는 목적으로 집필되었다.

REFERENCES

Adam, B. (1990). *Time and social theory.* Cambridge, UK: Polity.

Anderson, E. (1978). *A place on the corner.* Chicago: University of Chicago Press.

Ankersmit, F. R. (1983). *Narrative logic: A semantic analysis of the historian's language.* The Hague: Nijhoff.

Ashmore, M., Mulkay, M., & Pinch, T. (1989). *Health and efficiency: A sociology of health economics.* Milton Keynes, UK: Open University Press.

Atkinson, P. (1981). *The clinical experience: The construction and reconstruction of medical reality.* Aldershot, UK: Gower

Atkinson, P. (1982). Writing ethnography. In H. J. Helle (Ed.), *Kultur und Institution* (pp. 77-105). Berlin: Dunker und Humblot.

Atkinson, P. (1990). *The ethnographic imagination: Textual constructions of reality.* London: Routledge.

Atkinson, P. (1991). Supervising the text. *International Journal of Qualitative Studies in Education, 4,* 161-174.

Bakhtin, M. M. (1981). *The dialogic imagination.* Austin: University of Texas Press.

Barthes, R. (1974). *S/Z.* New York: Hill and Wang.

Bazerman, C. (1988). *Shaping written knowledge: The genre and the activity of the experimental article in science.* Madison: University of Wisconsin Press.

Becker, H. S. (1986). *Writing for social scientists.* Chicago: University of Chicago Press.

Billig, M. (1987). *Arguing and thinking: A rhetorical approach to social psychology.* Cambridge, UK: Cambridge University Press.

Blumer, H. (1954). What's wrong with social theory? *American Sociological Review, 19,* 3-10.

Bond, G. C. (1990). Fieldnotes: Research in past occurrence. In P. Sanjek (Ed.), *Fieldnotes: The makings of anthropology* (pp. 273-289). Ithaca, NY: Cornell University Press.

Boon, J. A. (1982). *Other tribes, other scribes: Symbolic anthropology in the comparative study of cultures, histories, religions and texts.* Cambridge, UK: Cambridge University Press.

Boon, J. A. (1983). Functionalists write too: Frazer, Malinowski and the semiotics of the monograph. *Semiotica, 46*(2-4), 131-149.

Bourdieu, P., & Passeron, J.-C. (1977). *Reproduction in education, society and culture.* London: Sage.

Bowen, E. (1954). *Return to laughter.* London: Gollancz.

Brown, R. H. (1977). *A poetic for sociology.* Cambridge, UK: Cambridge University Press.

Brown, R. H. (1987). *Society as text: Essays on rhetoric, reason and reality.* Chicago: University of Chicago Press.

Bulmer, M. (1984). *The Chicago school of sociology.* Chicago: University of Chicago Press.

Clifford, J. (1988). *The predicament of culture.* Cambridge, MA: Harvard University Press.

Clifford, J. (1990). Notes on (field)notes. In R. Sanjek (Ed.), *Fieldnotes: The makings of anthropology* (pp. 47-70). Ithaca, NY: Cornell University Press.

Clifford, J., & Marcus, G. E. (Eds.). (1986). *Writing culture.* Berkeley: University of California Press.

Cooper, D. E. (1984). Labov, Larry and Charles. *Oxford Review of Education, 10,* 177-192.
Cornwell, J. (1984). *Hard-earned lives: Accounts of health and illness from East London.* London: Tavistock.
Coser, L. (1974). *Greedy institutions.* New York: Free Press.
Crapanzano, V. (1977). The writing of ethnography. *Dialectical Anthropology, 2,* 69-73.
Crapanzano, V. (1980). *Tuhami: Portrait of a Moroccan.* Chicago: University of Chicago Press.
Crapanzano, V. (1986). *Waiting: The whites of South Africa.* London: Paladin.
Cunningham, R. (1987). *Apples on the flood: The Southern Mountain experience.* Knoxville: University of Tennessee Press.
Delamont, S. (1981). All too familiar? *Educational Analysis, 3,* 69-83.
Dorst, J. D. (1989). *The written suburb: An ethnographic dilemma.* Philadelphia: University of Pennsylvania Press.
Duff, C. (1935). *Anthropological report on a London suburb.* London: Grayson and Grayson.
Dumont, J. P. (1978). *The headman and I.* Austin: University of Texas Press.
Dwyer, K. (1982). *Moroccan dialogues: Anthropology in question.* Baltimore, MD: Johns Hopkins University Press. (Reissued 1987, Prospect Heights, IL: Waveland Press)
Edmondson, R. (1984). *Rhetoric in sociology.* London: Macmillan.
Fabian, J. (1983). *Time and the other: How anthropology makes its object.* New York: Columbia University Press.
Fardon, R. (1990a). Localising strategies: The regionalisation of ethnographic accounts. In R. Fardon (Ed.), *Localising strategies: Regional traditions of ethnographic writing* (pp. 1-35). Edinburgh: Scottish Academic Press, and Washington, DC: Smithsonian Institution Press.
Fardon, R. (Ed). (1990b). *Localising strategies: Regional traditions of ethnographic writing.* Edinburgh: Scottish Academic Press, and Washington, DC: Smithsonian Institution Press.
Farran, D. (1985). Practices in the compilation of fieldwork notes. Occasional Paper No. 18, University of Manchester, Department of Sociology.
Galt, A. H. (1985). Does the Mediterraneanist dilemma have straw horns? *American Ethnologist, 12,* 369-371.
Geertz, C. (1960). *The religion of Java.* New York: Free Press.
Geertz, C. (1973). *The interpretation of cultures.* New York: Basic Books.
Geertz, C. (1983). Slide show: Evans-Pritchard's African transparencies. *Raritan, 3,* 62-80.
Geertz, C. (1988). *Works and lives: The anthropologist as author.* Cambridge, UK: Polity.
Gilsenan, M. (1990). Very like a camel: The appearance of an anthropologist's Middle East. In R. Fardon (Ed.), *Localising strategies: Regional traditions of ethnographic writing* (pp. 222-239). Edinburgh: Scottish Academic Press, and Washington, DC: Smithsonian Institution Press.
Goffman, E. (1961). *Asylums: Essays on the social situation of mental patients and other inmates.* New York: Doubleday.
Hammersley, M. (1991). *Reading ethnographic research: A critical guide.* London: Longmans.
Hammersley, M., & Atkinson, P. (1983). *Ethnography: Principles in practice.* London and New York: Tavistock.
Hannerz, V. (1969). *Soulside.* New York: Columbia University Press.
Harvey, L. (1987). *Myths of the Chicago school of sociology.* Aldershot, UK: Avebury.
Hawkes, T. (1977). *Structuralism and semiotics.* London: Methuen.
Herzfeld, M. (1984). The horns of the Mediterraneanist dilemma. *American Ethnologist, 11,* 439-454.

Herzfeld, M. (1987). *Anthropology through the looking-glass: Critical ethnography in the margins of Europe*. Cambridge, UK: Cambridge University Press.
Hippler, A. E. (1974). *Hunter's Point: A black ghetto*. New York: Basic Books.
Hobart, M. (1990). Who do you think you are? The authorized Balinese. In R. Fardon (Ed.), *Localising strategies: Regional traditions of ethnographic writing*. Edinburgh: Scottish Academic Press, and Washington, DC: Smithsonian Institution Press.
Hobbs, R. (1988). *Doing the business: Entrepreneurship, the working class, and detectives in the East End of London*. Oxford, UK: Oxford University Press.
Howell, J. T. (1973). *Hard living on Clay Street: Portraits of blue collar families*. New York: Anchor Books.
Jackson, J. E. (1990). Déjà Entendu: The liminal qualities of anthropological fieldnotes. *Journal of Contemporary Ethnography, 19*, 8-43.
James, W. (1990). Kings, commoners, and the ethnographic imagination in Sudan and Ethiopia. In R. Fardon (Ed.), *Localising strategies: Regional traditions of ethnographic writing* (pp. 96-136). Edinburgh: Scottish Academic Press, and Washington, DC: Smithsonian Institution Press.
Junker, B. (1960). *Field work*. Chicago: University of Chicago Press.
Kellner, H. (1989). *Language and historical representation: Getting the story crooked*. Madison: University of Wisconsin Press.
Krieger, S. (1979). Research and the construction of a text. In N. Denzin (Ed.), *Studies in Symbolic Interaction* (Vol. 2, pp. 167-187). Greenwich, CT: JAI Press.
Krieger, S. (1983). *The mirror dance: Identity in a women's community*. Philadelphia, PA: Temple University Press.
Krieger, S. (1984). Fiction and social science. In N. Denzin (Ed.), *Studies in Symbolic Interaction* (Vol. 5, pp. 269-286). Greenwich, CT: JAI Press.
Labov, W. (1969). *The logic of non-standard English*. Washington, DC: Center for Applied Linguistics.
Lacey, C. (1970). *Hightown grammar*. Manchester, UK: Manchester University Press.
Lederman, R. (1990). Pretexts for ethnography: On reading fieldnotes. In R. Sanjek (Ed.), *Fieldnotes: The makings of anthropology* (pp. 71-91). Ithaca, NY: Cornell University Press.
Lepenies, W. (1988). *Between literature and science: The rise of sociology*. Cambridge, UK: Cambridge University Press.
Lewis, O. (1961). *The children of Sanchez: Autobiography of a Mexican family*. New York: Random House.
Lewis, O. (1965). *La vida: A Puerto Rican family in the culture of poverty—San Juan and New York*. New York: Random House.
Liebow, E. (1967). *Tally's Corner, Washington, D.C.: A study of Negro streetcorner men*. London: Routledge and Kegan Paul.
Lofland, J., & Lofland, L. (1984). *Analyzing Social Settings*. (2nd ed.). Belmont, CA: Wadsworth.
Lutkehaus, N. (1990). Refractions of reality: On the use of other ethnographers' fieldnotes. In R. Sanjek (Ed.), *Fieldnotes: The makings of anthropology* (pp. 303-323). Ithaca, NY: Cornell University Press.
McCloskey, D. N. (1985). *The rhetoric of economics*. Madison: University of Wisconsin Press.
McDonald, M. (1989). *We are not French! Language, culture and identity in Brittany*. London and New York: Routledge.

McGrane, B. (1989). *Beyond anthropology: Society and the other.* New York: Columbia University Press.

Mishler, E. (1984). *The discourse of medicine.* Norwood, NJ: Ablex.

Moeran, B. (1985). *Okubo diary: Portrait of a Japanese valley.* Palo Alto, CA: Stanford University Press.

Moeran, B. (1990). Beating about the brush: An example of ethnographic writing from Japan. In R. Fardon (Ed.), *Localising strategies: Regional traditions in ethnographic writing* (pp. 339-357). Edinburgh: Scottish Academic Press, and Washington, DC: Smithsonian Institution Press.

Mulkay, M. J. (1985). *The word and the world: Explorations in the form of sociological analysis.* London: George Allen and Unwin.

Myers, G. (1990). *Writing biology: Texts in the social construction of scientific knowledge.* Madison: University of Wisconsin Press.

Nelson, J. S., Megill, A., & McCloskey, D. N. (Eds.). (1987). *The rhetoric of the human sciences.* Madison: University of Wisconsin Press.

Olesen, V., & Whittaker, E. (1968). *The silent dialogue: A study in the social psychology of professional socialization.* San Francisco: Jossey-Bass.

Parkin, D. (1990). Eastern Africa: The view from the office and the voice from the field. In R. Fardon (Ed.), *Localising strategies: Regional traditions in ethnographic writing* (pp. 182-203). Edinburgh: Scottish Academic Press, and Washington, DC: Smithsonian Institution Press.

Preston, D. R. (1982). Ritin fowlklower daun 'rong: Folklorists' failures in phonology. *Journal of American Folklore, 95,* 304-326.

Preston, D. R. (1985). The Li'l Abner syndrome: Written representations of speech. *American Speech, 60,* 328-336.

Rabinow, P. (1977). *Reflections on fieldwork in Morocco.* Berkeley: University of California Press.

Richardson, L. (1990a). Narrative and sociology. *Journal of Contemporary Ethnography, 19,* 116-135.

Richardson, L. (1990b). *Writing matters.* Newbury Park, CA: Sage.

Rose, D. (1989). *Patterns of American culture: Ethnography and estrangement.* Philadelphia: University of Pennsylvania Press.

Said, E. (1978). *Orientalism.* New York: Pantheon.

Sanjek, R. (Ed.), (1990). *Fieldnotes: The makings of anthropology.* Ithaca, NY: Cornell University Press.

Shotter, J., & Gergen, K. J. (Eds.). (1989). *Texts of identity.* London and Newbury Park, CA: Sage.

Simons, H. W. (Ed.). (1989). *Rhetoric in the human sciences.* London and Newbury Park, CA: Sage.

Spencer, J. (1989). Anthropology as a kind of writing. *Man, 24,* 45-64.

Spradley, J. P. (1979). *The ethnographic interview.* New York: Holt, Rinehart & Winston.

Strathern, M. (1990). Negative strategies in Melanesia. In R. Fardon (Ed.), *Localising strategies: Regional traditions in ethnographic writing* (pp. 204-216). Edinburgh: Scottish Academic Press, and Washington, DC: Smithsonian Institution Press.

Strauss, A. L. (1987). *Qualitative analysis for social scientists.* Cambridge, UK: Cambridge University Press.

Strauss, A. L., & Corbin, J. (1990). *Basics of qualitative research.* Newbury Park, CA: Sage.

Suttles, G. (1968). *The social order of the slum.* Chicago: University of Chicago press.

Tesch, R. (1990). *Qualitative research: Analysis types and software tools.* London: Falmer.

Todorov, T. (1984). *The conquest of America: The question of the other.* New York: Harper & Row.

Tonkin, E. (1990). West African ethnographic traditions. In R. Fardon (Ed.), *Localising strategies: Regional traditions of ethnographic writing* (pp. 137-151). Edinburgh: Scottish Academic Press, and Washington, DC: Smithsonian Institution Press.

Tyler, S. A. (1987). *The unspeakable: Discourse, dialogue, and rhetoric in the postmodern world.* Madison: University of Wisconsin Press.

Van Maanen, J. (1988). *Tales of the field: On writing ethnography.* Chicago: University of Chicago Press.

Werbner, R. (1990). South-Central Africa: The Manchester school and after. In R. Fardon (Ed.), *Localising strategies: Regional traditions of ethnographic writing* (pp. 152-181). Edinburgh: Scottish Academic Press, and Washington, DC: Smithsonian Institution Press.

White, H. (1973). *Metahistory: The historical imagination in nineteenth century Europe.* Baltimore, MD: Johns Hopkins University Press.

White, H. (1978). *Tropics of discourse: Essays in cultural criticism.* Baltimore, MD: Johns Hopkins University Press.

Whyte, W. F. (1981). *Street corner society: The social structure of an Italian slum.* (3rd ed.). Chicago: University of Chicago Press.

Williams, M. D. (1981). *On the street where I lived.* New York: Holt, Rinehart & Winston.

Wolcott, H. (1990). *Writing up qualitative research.* Newbury Park, CA: Sage.

Young, M., & Willmott, P. (1957). *Family and kinship in East London.* London: Routledge and Kegan Paul.

ABOUT THE AUTHOR

저자 소개

PAUL ATKINSON은 University of Wales College of Cardiff 대학의 사회학과 교수이자 사회학 및 행정학과 과장이다. 케임브리지대학에서 사회인류학 학사학위를 받은 후 Edinburgh에서 박사학위를 취득하였다. 수많은 교육 및 의료세팅에서 문화기술적 연구를 수행하고 지도하였다. 그의 출판물로는 다양한 논문과 책의 장이 있다. 그리고 다음과 같은 책의 저자이다: *Clinical Experience* (Gower, 1981), *Ethnography: Principles in Practice* (with Martyn Hammersley, Tavistock, 1983), *Language, Structure and Reproduction* (Methuen, 1985), *The Ethnographic Imagination* (Routledge, 1990). 현재는 *Ethnography: Principles in Practice* 제2판을 계획하고 있으며, Sara Delamont, Odette Parry와 함께 사회과학 분야의 박사과정생들의 학문적 사회화를 연구하고 있다.

역자 소개

최 경 숙

서울대학교 간호학 박사

현 중앙대학교 간호학과 교수

한 혜 자

중앙대학교 간호학 박사

현 신성대학교 간호학과 교수

권 성 복

중앙대학교 간호학 박사

현 동신대학교 간호학과 교수

이 명 선

미국 버팔로 뉴욕주립대학교 간호학 박사

현 서울대학교 간호대학 교수